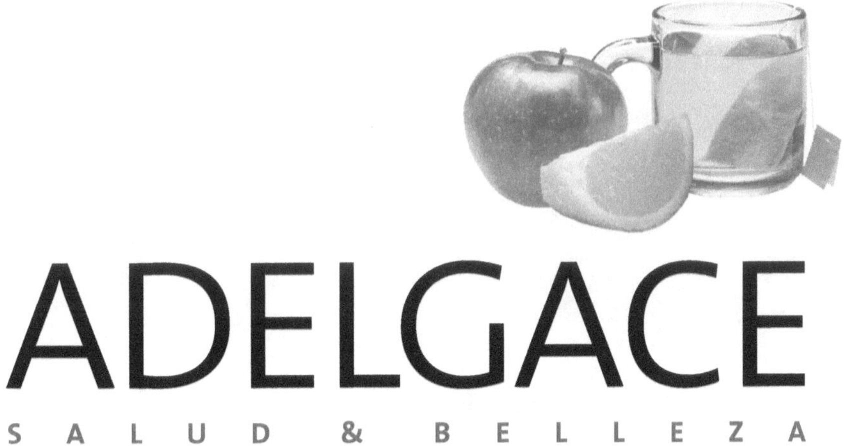

# ADELGACE

## SALUD & BELLEZA

Por Dra. Romin

Dra Romin
Adelgace

1. Dietética. I. Título



Este libro es sólo informativo. Consulte siempre a su médico de confianza.

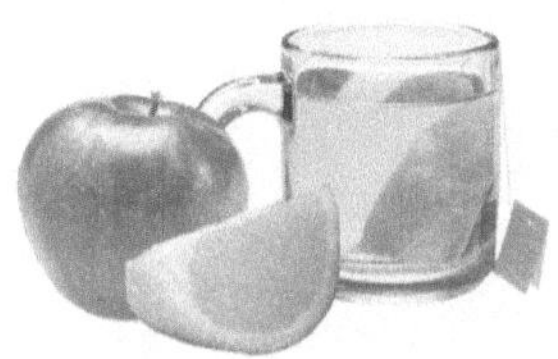# ÍNDICE

# Prólogo

Vernos y sentirnos bien con nuestro cuerpo es, además de un logro, casi una exigencia en el mundo actual.

Un cuerpo con el peso y la tonicidad adecuados nos brinda bienestar y nos permite un elevado nivel de autoestima, pero también esa demanda de estar esbeltos nos hace a veces enfrentar un sinnúmero de dietas, con los consabidos esfuerzos, logros, fracasos e incluso traumas.

Muchas veces la búsqueda de la dieta más efectiva para bajar de peso y mantener a raya esos kilos eliminados, mantiene a las personas obsesionadas con este tema, que les hace cargar más peso que el de su propio cuerpo.

Y encarar de manera maniática o enfermiza el tema del adelgazamiento es un asunto que afecta la salud física y mental de niños, adultos, adolescentes, hombres y mujeres. Ante todo debemos anunciar que no existen las dietas mágicas o milagrosas: nadie adelgaza si sigue comiendo la misma cantidad de calorías y no realiza actividad física.

Tampoco existe la mejor dieta.

Los desastres provocados por regímenes automedicados son ampliamente conocidos: reducción de masa muscular, déficit alimenticio, rápida recuperación de los kilos perdidos y a veces hasta amenorrea en el caso de las mujeres, etc...

Por eso este libro pretende ilustrar a los lectores acerca de las necesidades nutritivas y de los principios básicos de una alimentación equilibrada.

La única forma de adelgazar es producir un déficit calórico moderado y aumentar el nivel de gasto con actividad física, cosa de que se consuma más de lo que se ingiere, y se utilicen así las reservas de grasa para funcionar. Esto en el período que se denomina "de adelgazamiento", ya que después viene, una vez que hemos obtenido el peso adecuado, el "de mantenimiento".

Se estima que alimentándonos con entre 500 y 1000 calorías menos de las que se requieren para operar diariamente, se obtienen buenos resultados (esta cifra se calcula mediante un examen llamado calorimetría).

Este déficit calórico debe ser moderado para que pueda sostenerse en el tiempo, de otro modo, se corre más riesgo de dejar la dieta y subir rápidamente los kilos perdidos.

¿Cómo hacemos para consumir menos calorías?

Esto se logra disminuyendo el consumo de grasas y azúcares refinadas; es decir, frituras, carnes con piel y grasa, quesos, frutos secos, mayonesa, dulces, chocolates, galletas, cremas, helados, bebidas alcohólicas, etc. Se deben reemplazar estos alimentos por carnes sin piel y desgrasadas, cocinar a la plancha o al vapor las verduras y carnes, no agregar mayonesa o cremas, y evitar las frituras. Si una dieta de equilibrio contiene un 20% de grasas y azúcares, éste debe reducirse al 15%.

Por esto es que creemos, al encarar este trabajo, que lo fundamental es que el lector conozca los porcentajes de calorías y grasas de cada alimento, y, a la vez, sus aportes nutricionales, para que pueda optar por la comida que le resulte más sana, más sabrosa y más energética.

No se trata de que adoptemos la dieta de moda: se trata de que adoptemos un nuevo estilo de vida, con costumbres más sanas y sin obsesionarnos continuamente por bajar de golpe lo que hemos acumulado durante años.

La información popular sobre dietas y regímenes está plagadas de mitos y de groseros errores que ponen en riesgo nuestra salud.

Este libro procurará dar información clara y precisa sobre todos los hábitos que debemos cambiar, sobre qué cosas podemos comer, cuál es la mejor manera de consumir calorías y cómo podemos empezar a vivir una vida sana. Incluye algunas dietas breves (las que sirven para dar el puntapié inicial para un cambio de vida) y de desintoxicación y un recetario de comidas deliciosas y bajas calorías.

Esperamos que sirva para que los lectores puedan empezar a vivir de una manera más saludable.

# CAMBIAR NUESTROS HÁBITOS

CAPÍTULO 1

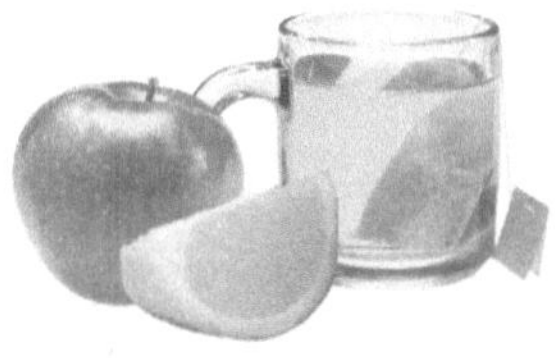

# Parte 1
# Cambiar nuestros hábitos

## > Los principios fundamentales de una buena alimentación

Los kilos de más que se van situando en rincones molestos de nuestro cuerpo no aparecen de un momento para otro: se van generando a lo largo de los años por hábitos sedentarios, por la pereza que nos da a veces cocinar sano y porque, muchas veces, como respuesta ante la angustia, nos queremos consolar o tranquilizar comiendo papas fritas o golosinas ante el televisor, situación combinada que nos atiborra de calorías.

Si podemos cambiar nuestras costumbres, nuestra actitud ante la comida, obtendremos resultados que nos durarán toda la vida.

Hay una serie de cuestiones fundamentales e insoslayables a la hora de encarar un régimen de comidas para que éste no nos haga perder masa muscular y sí grasa, y para que podamos, además de empezarlo, continuarlo en el tiempo.

## > Debemos hacer, por lo menos, cuatro comidas diarias.

Disminuir esta cantidad implica bajar nuestro consumo metabólico y de ese modo nuestro cuerpo quemará menos calorías. Y, fundamentalmente, no debe saltearse el desayuno, porque el metabolismo funciona mejor si éste se consume, y porque de lo contrario, a la comida llegamos con más hambre y nos costará más mantener un consumo calórico equilibrado.

Nuestro cuerpo, a través de los siglos de historia genética que transporta nuestro ADN, está programado para, si se suspenden las comidas de golpe, comenzar a consumir menos calorías. Este mecanismo le servía al hombre primitivo para mejorar sus chances de supervivencia si se avecinaba una hambruna, y hoy hace que las dietas que provocan un descenso brusco en la ingesta de alimentos sean ineficaces.

## > No es conveniente bajar más de un kilo por semana

Por supuesto, las personas que padecen de lo que es llamado "obesidad mórbida", esto es, que son extremadamente obesas, pueden bajar más en un principio.

Se calcula que para disminuir un kilo en una semana, debemos ingerir de 6000 a 7000 calorías semanales menos de las que comemos habitualmente.

Una vez alcanzado el peso deseado, es necesario seguir una

dieta de mantenimiento, que puede consistir en una ingesta de bajo contenido calórico, pero menos extrema que en el período de adelgazamiento.

## > La actividad física como aliada indispensable

Para que podamos perder grasa en una dieta, y no masa muscular, es necesario realizar ejercicios. De este modo, se aumenta también la musculatura, que gasta más calorías. Además, como engordamos al consumir más calorías de las que usamos para el mantenimiento de nuestro organismo, si aumentamos el uso de calorías mediante el ejercicio muscular, aunque comamos la misma cantidad, iremos reduciendo los depósitos grasos.

## > Elegir mejor nuestros alimentos y nuestros hábitos

Cuando encaramos un programa integral de reducción de grasa corporal, es fundamental aprender a reemplazar con inteligencia lo que usamos para alimentarnos o para gratificarnos. Para esto, unas premisas básicas son:

• Reducir las grasas de la alimentación: eliminar la manteca o margarina del pan, el queso de las comidas, reemplazar las frituras cocinando a la plancha o al vapor, aderezar las ensaladas con jugo de limón y nada o casi nada de aceite, no agregar cremas a las pastas, utilizar los cortes de carne más magros, y retirar la piel del pollo y del pavo.

• Elegir la versión reducida en grasas de los alimentos: por ejemplo, usar atún al agua en vez de al aceite, leche descremada, yogur dietético, margarina dietética, queso crema y mayonesa light. En algunos casos, después de un tiempo, las papilas gustativas y las vías intestinales se adaptan a una dieta baja en grasas, entonces las personas comienzan a rechazar una dieta con muchos lípidos, porque les produce indigestión y malestar estomacal. Cuando esto sucede podemos ver cómo nuestro cambio de hábitos ya se ha incorporado a nuestro cuerpo y ya elegimos este estilo de vida diferente.

• Reducir la cantidad de azúcares simples refinados: no agregar azúcar al café, las frutas, los cereales, etc. En caso de que sea necesario, la podemos con el aspartame o los edulcorantes artificiales. Elegir las gaseosas light. Eliminar de la dieta habitual las golosinas, los postres, los helados, las galletitas, las frutas en almíbar, y dejarlos sólo para ocasiones especiales.

• Evitar el alcohol, porque tiene muchas calorías sin valor nutritivo.

• No saltearse ninguna comida, ayudando a veces con tentempiés a media mañana y a media tarde. Esto es porque comer incrementa el metabolismo y se queman más calorías. Un tentempié o colación debe ser algo liviano, sin gran aporte calórico pero que nos ayudará a llegar a las comidas principales con menos ansiedad.

• Debemos levantarnos de la mesa cuando ya nos sentimos satisfechos. Muchas veces en la sobremesa comemos por aburrimiento, o para seguir conversando. En ese caso, puede seguirse una sobremesa habiendo levantado los platos, frente a tazas de té de manzanilla con edulcorante.

• Condimentar las comidas para hacerlas más sabrosas. Con hierbas (perejil, estragón, tomillo, laurel), condimentos aromáticos (cebolla, ajo, limón, vinagre), y especias varias (canela, curry, azafrán).

• Comer mucha verdura. Si es cruda, mejor: ofrece muchos minerales y vitaminas, aporta las calorías necesarias y tiene poder satisfactor.

• Beber mucha agua, al menos dos litros diarios. Ayuda a eliminar los productos de desecho y los residuos de sal estancada en el cuerpo. Es ideal beber un vaso de agua antes de acostarse ya que diluye los ácidos úricos y otro por la mañana para combatir el estreñimiento.

• Comer medio pomelo o una naranja antes de la comida principal, o, en su defecto, un caramelo ácido. Está comprobado que disminuye la ansiedad y, por consiguiente, el hambre voraz.

• Evitar desquitarnos frente a la comida si estamos deprimidos o ansiosos. Mejor tomar un libro y una taza de té, hasta que nos sintamos mejor.

• Cambiar nuestros hábitos en pequeñas cosas: caminar más y tomar menos autobuses, comer más frutas que golosinas, tomar la escaleras en vez del ascensor.

## > Mitos de la alimentación

Cuando nos disponemos a seguir un régimen de alimentación más bajo en calorías, empezamos a escuchar consejos y recomendaciones, muchas veces contradictorios entre sí. Es que mucho se ha dicho y se dice sobre las características y potencialidades de cada alimento y de la forma de consumirlo. Lamentablemente no todo es verdad y muchas veces los mitos atentan tanto contra nuestra salud como contra nuestra intención de adelgazar.
Llegó el momento, entonces, de aclarar algunos conceptos básicos.

## > El valor energético

Muchas personas engloban los alimentos en dos grupos: los que engordan y los que no engordan. Este enfoque simplista carece de fundamento nutricional y puede provocar que sigamos una dieta inadecuada.

Nuestro cuerpo necesita energía para llevar a cabo las funciones vitales: el sistema nervioso funciona con energía eléctrica, el muscular con mecánica, la energía térmica regula la temperatura corporal y con energía química es posible obtener distintas moléculas. Para esto el organismo humano obtiene energía de los macronutrientes (hidratos de carbono, proteínas y grasas) distribuidos de manera heterogénea en los alimentos.

Los distintos tipos de energía (eléctrica, mecánica, calórica y química) se producen en el organismo a partir de las sustancias químicas constituyentes de los macronutrientes por medio de complejas reacciones metabólicas. El valor energético de los nutrientes y, por tanto, de los alimentos que los contienen se expresa en kilocalorías (Kcal), ya que durante el metabolismo se genera calor. Una kilocaloría equivale a mil calorías.

Todos los alimentos, excepto el agua, aportan energía, pero es necesario aclarar que un alimento por sí solo no tiene capacidad de hacer que engordemos o no.

El valor energético de un alimento concreto o un plato está determinado por el contenido en macronutrientes del alimento o del plato, y por la cantidad que la persona consuma a lo largo del día o habitualmente.

La clave está entonces en comer de todo de forma equilibrada y en las proporciones adecuadas.

## > Mitos sobre alimentos que "engordan"

**• El pan blanco engorda.**
Esto es falso.

Esta es la frase típica de quien se pone a dieta por su cuenta, sólo sobre la base de informes populares y revistas. También se dice que la pasta, el arroz, las legumbres o las papas engordan, cuando está sobradamente comprobado que no es así.

Lo que estos alimentos hacen es proporcionar hidratos de carbono, los nutrientes que el organismo requiere en mayor cantidad y que deben suponer entre el 50% y el 55% del total de calorías de la dieta. Existe la creencia errónea de que los hidratos de carbono engordan. Su valor calórico es de 4 kilocalorías por gramo, como el de las proteínas, mientras que el de las grasas es de 9 kilocalorías por gramo. A igualdad de peso las grasas aportan más calorías, es decir, los alimentos ricos en grasas son más calóricos que los alimentos ricos en hidratos de carbono.

Además, la mayor parte de las veces lo que aumenta las calorías del pan es el acompañamiento (manteca, embutidos, jamón, queso, etc.), ya que la mayoría son alimentos ricos en grasas.

**• Las uvas, las cerezas, la banana (o plátano) y los higos no deben estar en nuestra dieta porque engordan.**
Esto es falso.

Estas frutas aportan más calorías por cada 100 gramos que otras como la manzana, la naranja, etc., por lo que tomando menos cantidad, el aporte de calorías es similar al de una manzana o naranja medianas. Y, muchas veces, poseen un poder de saciedad mayor, como el caso de una banana o plátano, que por poseer almidón, es más altamente satisfactora. Para ejemplificar (más adelante detallaremos los aspectos calóricos y energéticos de cada alimento):

Por cada 100 gramos:
- Banana o plátano: 85 calorías
- Uvas: 65 calorías
- Higos: 66 calorías
- Cerezas: 60 calorías
- Otras frutas: 30-50 calorías

**• Comer fruta después del almuerzo o de la cena engorda.**
Esto es falso.

Una fruta aporta las mismas calorías antes o después de las comidas. Este mito puede estar basado en que si se toma antes produce saciedad, ya que contiene fibra y es probable que comamos menos luego.
Esto es una cuestión que debemos aprender: el orden en que se ingieren los alimentos no influye en el total de calo-

rías diarias, aunque sí puede afectar la digestión y metabolización de los mismos.


**• Si bebemos agua durante la comida,
ésta nos hace engordar**
Esto es falso.

El agua no puede, de ninguna manera, aportar energía, por la sencilla razón de que no contiene nutrientes. Por lo tanto, no engorda aunque se tome antes, durante o después de las comidas. Si se bebe antes de comer puede provocar sensación de saciedad y así tal vez nos resulte más sencillo evitar el consumo de otros alimentos. Tomar mucha agua durante las comidas puede hacer que la digestión sea más lenta debido a que se diluyen en ella los jugos gástricos, y la sensación de saciedad nos dure más.


**• El agua tónica engorda menos que otros gaseosas.**
Esto es falso.

A pesar de su sabor amargo, esta bebida contiene una cantidad de azúcar (90 gramos por litro) que hay que tener en cuenta si se siguen dietas hipocalóricas. Hagamos la cuenta: si consumimos un litro por día, al final del mes habremos consumido ¡más de dos kilos y medio de azúcar!
La tónica, además de los ingredientes comunes, contiene extractos de frutas y una pequeña cantidad de quinina. Un simple vaso proporciona unas 120 calorías.

**• Los hidratos de carbono y las proteínas no se pueden combinar en la misma comida.**
Esto es falso.

Todos los alimentos son una mezcla de hidratos de carbono, proteínas y grasas, con mayor presencia de unos o de otros, por lo que no resulta lógico separar unos alimentos de otros cuando su propia composición es una mezcla compleja. El aparato digestivo de los seres humanos está preparado para realizar la digestión de la más variada mezcla de alimentos. Sólo en determinadas circunstancias (por ejemplo, en caso de resistencia a la insulina), puede resultar más eficaz disociar el aporte de nutrientes en determinados momentos del día. No obstante, esta decisión corresponde al médico o al nutricionista, que la tomará tras un estudio dietético detallado que incluirá los análisis clínicos pertinentes.

## > Mitos sobre alimentos que "no engordan"

**• Las harinas y los alimentos integrales
en general no engordan.**
Esto es falso.

Lo que realmente sucede es que los alimentos integrales aportan más fibra que los refinados, pero la composición en el resto de nutrientes es similar. Es decir, a igualdad de peso aportan las mismas calorías. Lo interesante de la fibra es que mejora el tránsito intestinal, contribuye a reducir los niveles de glucosa y colesterol de la sangre y previene enfermedades como el cáncer.

Por esto es que es aconsejable incluir en la dieta productos integrales, pero no como método para reducir la ingesta de calorías.

**• El aceite de oliva no engorda.**
Esto es falso.

El aceite de oliva, al igual que el resto de los aceites vegetales, aporta 9 calorías por gramo, tanto si se consume crudo o cocinado, por lo que se debe moderar su consumo en caso de exceso de peso. Una cuchara sopera (aproximadamente 10 gramos) de aceite vegetal, ya sea de oliva, girasol, maíz, etc., aporta 90 calorías. Así que lo recomendable es no añadir más de una cucharada al aderezo de nuestras ensaladas.

**• Los alimentos que se comercializan con la etiqueta "light" ayudan a adelgazar.**
Esto es falso.

Es verdad que los alimentos light aportan menos cantidad de calorías que su equivalente normal si se toma la misma cantidad, pero eso no significa que sirvan para adelgazar. Muchos productos light siguen siendo calóricos por su propia naturaleza, ya que buena parte de sus ingredientes son grasas necesarias para su elaboración, para conferirles su sabor o su consistencia. Por ejemplo, en el caso de las mayonesas light, las papas fritas light o el paté light.

Por eso siempre este tipo de artículos debe consumirse con moderación, porque siguen siendo muy calóricos en comparación con otros alimentos no light y naturales, como frutas y verduras.

De hecho, lo aconsejable es que leamos muy bien las etiquetas al comprar, ya que podremos comprobar que no todos los productos light son tan livianos como parecen. Según la normativa, los requisitos que debe cumplir un alimento para ser calificado como light son: que haya productos de referencia en el mercado (leche entera y leche descremada, mayonesa y mayonesa bajas calorías, mermeladas y mermeladas light, etc.), que la reducción del valor energético sea como mínimo del 30% respecto al producto de referencia y que en el etiquetado, además de mencionar el porcentaje de reducción de calorías, aparezca su valor energético (por 100 gramos ó 100 mililitros) y el del alimento de referencia, incluyendo, si se desea, el valor energético por porción.

# CONOCER LO QUE COMEMOS

**CAPÍTULO 2**

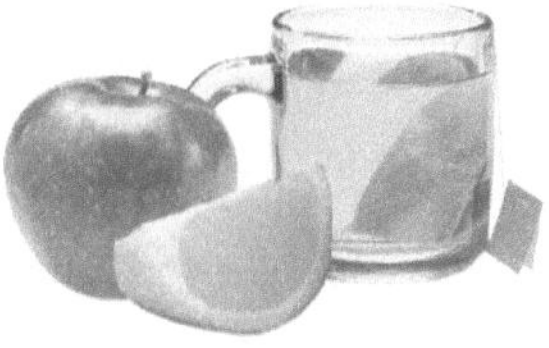

## Parte 2
# Conocer lo que comemos

## > El cuerpo: una máquina que necesita combustible

No se trata sólo de comer menos, sino de conocer bien cuáles son las necesidades de nuestro cuerpo y cómo lo estamos nutriendo cuando ingerimos los distintos alimentos. Para esto, es bueno conocer las propiedades de los alimentos, de las vitaminas y de los nutrientes esenciales que componen nuestra alimentación diaria, para poder corregir nuestros hábitos menos saludables y afianzar los que nos hacen bien.

## > ¿Qué son las calorías?

Todos los seres vivos necesitamos energía, para cada cosa que hacemos. Para sencillamente estar vivos necesitamos consumir energía. En los humanos, esta energía procede de la oxidación en nuestras células del carbono y del hidrógeno contenido en los alimentos. Estos serían algo así como el combustible que necesitamos para encender una fogata. Al proceso de "arder" esta fogata se lo denomina oxidación y al "calor" que se produce se lo denomina energía, que se mide en calorías.

En términos estrictos, una caloría es la cantidad de calor que se necesita para aumentar en un grado la temperatura de un gramo de agua.

Cuando en nutrición hablamos de kilocalorías nos estamos refiriendo a una medida que abarca mil calorías.

Cada grupo de nutrientes proporciona un valor energético distinto. Por ejemplo, un gramo de glúcidos y de proteínas liberan al quemarse unas cuatro calorías y un gramo de lípidos (grasa) produce nueve.

No todas los nutrientes tienen la finalidad de producir energía: algunos sirven para intervenir en las reacciones químicas que se producen en el organismo o en la reconstrucción de sus estructuras celulares. Por ejemplo: las vitaminas, los minerales, la fibra y el agua no aportan calorías.

**Nuestro cuerpo emplea la energía en 3 tipos de funciones:**

**• Función cinética o de movimiento:** cuando realizamos una actividad física se aumenta el consumo de oxígeno y, por tanto, la necesidad de energía. Los trabajos más duros y físicamente pesados requieren de más energía. Pero al movernos siempre estamos incrementando nuestro consumo calórico.

• **Función de mantenimiento:** necesitamos una energía mínima para mantener el organismo vivo y que realice sus funciones básicas, en ayunas y sin realizar ninguna actividad física. A esto es a lo que se le llama metabolismo basal, que es distinto según la edad, el peso y el sexo de la persona. Esta mínima cantidad de energía se emplea para fabricar proteínas y reponer las que perdemos diariamente; también la necesitamos para que funcionen todos los órganos del cuerpo, como el corazón y los pulmones, o el sistema nervioso.

• **Función de transformación de la energía nutricional:** en cada comida se produce un aumento de la necesidad de energía, pues ésta es necesaria para realizar la digestión y la transformación de los alimentos. Estos procesos representan un 10% del gasto total de kilocalorías. Hay que tener en cuenta que el consumo de energía varía con la edad y que se necesitan menos calorías a medida que los años aumentan. Otros factores que influyen son el sexo (las mujeres necesitan menos aporte de calorías que los hombres), el clima (con el calor se consume menos energía), las situaciones de estrés y ansiedad (se aumenta el consumo de oxígeno y el gasto energético).

## > Los lípidos

Las grasas o lípidos son, junto con los hidratos de carbono, las principales fuentes de energía.

Y cumplen variadas funciones en nuestro organismo, a saber:

• El almacenamiento de una gran cantidad de energía.
• El sostén estructural de las membranas celulares y de ciertos órganos.
• La absorción de las vitaminas liposolubles (A, E, D y K).

Hay una serie de ácidos grasos saturados, que son llamados "grasas malas", que por su estructura son más difíciles de unirse a otros compuestos y por esto es más complicado que sus moléculas se separen en otras más pequeñas.
Por su mayor tamaño y su menor capacidad de división no pueden atravesar las paredes de los vasos sanguíneos y quedan en su interior por lo que pueden formarse placas dentro de las arterias, lo que se denomina aterosclerosis. Las grasas animales (sobre todo presentes en la panceta o tocino, la manteca, las carnes grasas en general) son ricas en ácidos grasos saturados.
Los ácidos grasos insaturados, en cambio, no son causantes directos de aterosclerosis o de colesterol "malo" y se encuentran en los lípidos de origen vegetal y en el pescado. Pueden ser monoinsaturados y poliinsaturados. El aceite de oliva contiene ácidos grasos monoinsaturados. Los aceites de maíz, girasol, maní, etc. contienen ácidos grasos poliinsaturados. Los grasos monoinsaturados no sólo no generan enfermedades en las arterias, sino que ayudan a "barrerlo".

El colesterol y los ácidos grasos saturados, al no ser solubles en agua, tienen que ser transportados por lipoproteínas. Estas penetran en las células por sus membranas y dejan en ellas las sustancias grasas. Otras lipoproteínas son las encargadas de realizar la acción contraria, de transportar el colesterol sobrante de la célula al hígado para que éste lo elimine a través de la bilis. Porque el colesterol es una sustancia natural que el hígado produce, pero si sus niveles son aumentados por el consumo de grasas de origen animal, se torna peligroso por la paulatina incapacidad del organismo para eliminarlo. Pueden prevenirse las enfermedades que provoca la acumulación de placas grasas en las paredes de las arterias consumiendo alimentos pobres en colesterol y ácidos grasos saturados. Hay que intentar no consumir en exceso embutidos, vísceras, grasas animales excepto el pescado (que generalmente posee colesterol "bueno"), huevos, leche entera, quesos grasos, pastelería industrial, etc.

## > Los hidratos de carbono

Los hidratos de carbono, o también llamados glúcidos, son la principal fuente de energía en la alimentación y deben representar en ésta un porcentaje de alrededor de un 55% del total. Como en el proceso de combustión no desprenden apenas residuos son, por este motivo, los nutrientes preferidos por el cerebro y el sistema nervioso para obtener energía. Funcionan también como optimizadores de proteínas pues, con una ingesta suficiente de ellos, el organismo no necesita utilizarlas como suministro de energía y puede utilizarlas como material plástico, es decir, para construir y reparar sus estructuras. Otra función de algunos tipos de glúcidos es la de formar parte de los tejidos del organismo.

Mitos de la alimentación han dado mala prensa a los hidratos de carbono, porque se piensa que son causantes de obesidad, aunque los lípidos son en verdad más responsables del exceso de peso.

La fuente más importante de hidratos de carbono son los alimentos de origen vegetal. Así, la glucosa se encuentra en las frutas y verduras; la fructosa, en las frutas y miel; la sacarosa, en la remolacha, caña de azúcar, en frutas y en verduras; el almidón, en los cereales, tubérculos, legumbres, frutas y verduras.

Se recomienda consumir por día cinco o más raciones (una ración = media taza) de vegetales verdes y amarillos y de frutas cítricas, y seis raciones que incluyan pan, cereales y legumbres. De esta manera se reducen las grasas y con ello las calorías y se aumenta el consumo de fibra en la dieta diaria, lo que nos ayuda a mantener un peso adecuado o, si lo requerimos, a bajar de peso.

Por otra parte la fibra ayuda a la función intestinal, porque posee un núcleo indigerible. Como retrasa la absorción de los nutrientes, evita las rápidas subidas de glucosa en sangre. También aporta energía al absorberse los ácidos grasos que se liberan de su fermentación bajo la acción de la flora intestinal; y sirve de lastre y material de limpieza del intestino grueso y delgado.

## > Los minerales

Forman parte de los componentes inorgánicos de la alimentación. Son necesarios para elaborar los tejidos, sintetizar las hormonas y para la mayor parte de las reacciones químicas en las que intervienen las enzimas químicas.

Se dividen en tres grupos: los macroelementos, que el organismo necesita en mayor cantidad; los microelementos, que se necesitan en menor cantidad, y los oligoelementos, que se precisan en cantidades muy pequeñas.

• Como macroelementos están el sodio (la sal es la fuente principal); potasio (presente en la fruta y verdura, legumbres y frutos secos); calcio (en productos lácteos, frutos secos, semillas de sésamo, verduras); fósforo (en frutos secos, pescado, queso, soja, yema de huevo); magnesio (en el cacao, maíz, frutos secos, avena y algunas verduras); cloro (en la sal común, algas, aceitunas, agua de la canilla) y azufre (en legumbres, col, cebolla, ajo, espárragos, puerro, pescado y yema de huevo).

• Entre los microelementos se encuentran el hierro (en carnes, hígado, yema de huevo, verdura verde, cereales integrales, frutos secos, levaduras y productos lácteos adicionados); yodo (se encuentra en la sal marina, algas, mariscos y pescados); cobalto (la remolacha roja, cebolla, lentejas, higos, lácteos, carnes y pescados); manganeso (pescados, crustáceos, cereales integrales y legumbres); el flúor ( en el té, repollos, espinacas, pescado); el cobre (cacao, pimienta, legumbres) y el zinc (presente en crustáceos, levadura de cerveza , germen de trigo, huevos y leche).

• Entre los oligoelementos tenemos el silicio (su fuente principal es el agua y alimentos vegetales); el níquel (en legumbres, cereales integrales, espinacas y perejil); el cromo (cebolla, lechuga y papas); el litio (vegetales, crustáceos y algunos pescados) y el selenio (en germen de trigo, legumbres, cereales integrales y verduras de hoja verde oscura).

Los minerales que están más presentes en una dieta equilibrada son:

• **Cobre:** este mineral fortalece el sistema inmunológico, participa en la formación de enzimas biológicas, proteínas y neurotransmisores cerebrales (renovación celular y estimulante del sistema nervioso) y es un agente antiinflamatorio y antiinfeccioso. Y facilita la síntesis de colágeno y elastina (necesarios para el buen estado de los vasos sanguíneos, del cartílago de las articulaciones, de los pulmones y de la piel); actúa como antioxidante protegiendo las células de los efectos tóxicos de los radicales libres y facilita la fijación del calcio y del fósforo. Alimentos ricos en cobre son el hígado, el pescado y los mariscos, los cereales completos y vegetales verdes.

• **Selenio:** este mineral está relacionado por investigaciones médicas con un menor riesgo de tumores de piel, hígado, colon y mama. Asimismo, vinculado al funcionamiento de la glutation peroxidasa (una de las enzimas antioxidantes que produce nuestro organismo). El selenio se encuentra en pescados, mariscos, carnes, cereales, huevos, frutas y verduras.

• **Zinc:** este mineral favorece la formación de nuevas proteínas (lo que ayuda a la renovación celular), participa en la lucha contra los radicales libres y en la síntesis de enzimas antioxidantes, interviene en el sistema inmunológico y favorece el buen estado de la piel y las mucosas (ayuda a la tonicidad y elasticidad de la piel, lo que quiere decir que ayuda a prevenir su envejecimiento). Está presente en las carnes y vísceras, los pescados, los huevos, los cereales completos y las legumbres.

• **Calcio:** es el principal constituyente de huesos y dientes; ayuda a regular la actividad muscular, a la coagulación, a nutrir células y a transmitir impulsos nerviosos.

• **Fósforo:** asociado con el calcio, contribuye a la formación de huesos y dientes y ayuda a liberar energía de los carbohidratos.

• **Magnesio:** este mineral forma parte de la estructura ósea; activa enzimas que liberan energía de la glucosa y colabora en la síntesis de proteínas.

• **Sodio:** ayuda a regular entrada y salida de nutrimentos de las células y el volumen de líquidos corporales. Casi todos los elementos, excepto la fruta, poseen sodio.

• **Potasio:** junto con el sodio, y el cloruro, mantiene equilibrados los fluidos del organismo y ayuda al metabolismo de carbohidratos y proteínas.

• **Cloruro:** combinado con el sodio y el potasio, ayuda a mantener equilibrados los tejidos y los fluidos.

• **Yodo:** forma parte de la tiroxima, que es una hormona que regula la liberación de energía para el organismo.

• **Manganeso:** participa en la síntesis de los ácidos grasos.

• **Fluoruro:** ayuda a prevenir la caries dental; puede minimizar la pérdida de masa ósea.

• **Hierro:** esencial en la formación de hemoglobina, componente de la sangre que transporta oxígeno durante el metabolismo de la energía. También interviene en el funcionamiento del sistema inmunológico.

## > Las proteínas

Son sustancias orgánicas que se encuentran en todas las células de los seres vivos y que son esenciales para la vida. Sus componentes fundamentales son los aminoácidos, pero además se encuentran en su formación los ácidos grasos, el azufre, y el fósforo en forma de sulfatos y fosfatos. Su valor nutritivo varía según el contenido de aminoácidos. Las proteínas construyen y reparan los tejidos de todos los organismos animales. Además constituyen el mayor núcleo de la célula. También ejercen el papel de catalizadores y activan ciertas reacciones químicas mediante las cuales se aprovechan los alimentos para obtener energía o para el crecimiento.

Resultan básicas en el proceso alimenticio, pues gracias a ellas es que se forman los anticuerpos que nos defienden de enfermedades y problemas de salud, y se mantiene el equilibrio de los líquidos en el cuerpo.

Las proteínas de los cereales son incompletas y las de los vegetales contienen, al igual que la carne, purinas que potencialmente pueden causar problemas de enfermedades relacionadas con el ácido úrico. De esto se deduce que las proteínas de mejor calidad se encuentran en las frutas.

Lo recomendable es una dieta que priorice a las proteínas de las frutas, de las legumbres verdes y frescas, y complementar el suministro de proteínas con alimentos tales como las papas, las batatas, las hortalizas en general, y la leche. El consumo de carne debe ser moderado.


## > Las vitaminas

Son sustancias imprescindibles para el ser humano, que aunque no aportan energía son necesarias para que el organismo puede acopiar los elementos constructivos y energéticos suministrados por los alimentos.

Se cuentan trece vitaminas en total, incluyendo las liposolubles (A,D,E,K, que se disuelven en grasas y aceites) y las hidrosolubles (C y el complejo B, que se disuelven en agua).

Si consumimos una dieta equilibrada en la que abunden los alimentos frescos y naturales, no es necesario ningún aporte adicional de vitaminas sintéticas.

• **Ácido Fólico o B12:** es necesario para la formación de material genético (ADN y ARN). Ayuda a producir glóbulos rojos, y material genético, y a mantener un buen funcionamiento del sistema nervioso. Se encuentra en: levadura de cerveza, verdura de hoja oscura y de tubérculo, cereales integrales y germinados, ostras, salmón, leche entera y dátiles.

• **Betacaroteno o "pro vitamina A":** pertenece a la familia de los carotenoides de los vegetales. El organismo es capaz de transformarlo en vitamina A. Posee conjuntamente las propiedades de la vitamina A y de los antioxidantes que actúan sobre los radicales libres. Tiene efectos antiinflamatorios y antienvejecimiento. Posee virtudes antiedad extraordinarias al transformarse en el organismo en vitamina A que estimula el sistema inmunitario. Está presentes en: verduras de color verde o coloración rojo-anaranjado-amarillento (zanahoria, espinacas, zapallos, calabaza, etc.), y ciertas frutas (damascos, cerezas, melón y duraznos).

• **Vitamina A:** es necesaria para mantener una buena visión. También para mantener la salud del pelo, la piel y las mucosas. Combate infecciones y puede proteger contra ciertos tipos de cáncer. Presente en lácteos, verduras amarillas, anaranjadas, aceite de soja, mantequilla, zanahorias, espinacas, perejil, vísceras, hígado.

• **Vitamina B1 Tiamina:** ayuda a convertir los carbohidratos en energía, a tener apetito y a realizar adecuadamente la digestión y las funciones nerviosas. Presente en cerdo, cereales integrales, cereales enriquecidos, germen de trigo, mariscos, vísceras, ajos, garbanzos, lentejas, avellanas, nueces, carnes, huevos y levadura de cerveza.

• **Vitamina B2 Riboflavina:** ayuda a asimilar carbohidratos, proteínas y grasas. Mantiene sanas las mucosas. Presente en carne vacuna, cordero y aves (sólo la oscura); lácteos, panes y cereales enriquecidos; hortalizas verde oscuro; vísceras, levadura de cerveza, germen de trigo, almendras, coco, quesos grasos, champiñones, maíz, quesos curados y semicurados, salvado, huevos y lentejas.

• **Vitamina B3 Niacina:** es necesaria para las enzimas que convierten el alimento en energía. Ayuda a tener apetito y a realizar adecuadamente la digestión y las funciones nerviosas. Presente en carne de aves, mariscos, semillas y nueces, papas, panes y cereales integrales.

• **Vitamina B6:** desempeña un papel vital en el metabolismo y en la absorción de las proteínas. Interviene en la formación de glóbulos rojos. Se encuentra en carne, pescados, aves, cereales integrales, espinacas, batatas, paltas, sardinas y boquerones frescos, nueces, lentejas, vísceras, garbanzos, carne de pollo, atún fresco o congelado, avellanas, cerdo y bananas (plátanos).

• **Vitamina C:** esta vitamina cumple un papel importante en la formación de colágeno. Conserva sanas las encías, los dientes y los huesos. Ayuda a prevenir infecciones y a cicatrizar cortes y heridas. Protege al cerebro de enfermedades degenerativas. En el caso de esta vitamina, pueden usarse suplementos sin riesgos, porque está probado que no se acumula de más en el organismo. Presente en cítricos, pimientos, frutillas, melón, brócoli; en frutas y verduras, frescas y crudas, como guayaba, kiwi, mango, ananá, cítricos, melón, frutillas (o fresas), ajíes, tomate, repollos, coles, frutas y hortalizas en general.

• **Vitamina D:** su función es de ayuda para formar y mantener huesos y dientes sanos. Necesaria para la absorción del calcio. Se obtiene en la leche enriquecida, yema de huevo, pescados, hígado, aunque su fuente principal es la luz solar.

• **Vitamina E:** ayuda a producir glóbulos rojos y a formar músculos y otros tejidos. Mantiene los ácidos grasos esenciales. Presente en nueces, maníes, soja germinada, aceite de soja, aceite de oliva, margarina, avellanas, almendras, aceite de girasol, coco y germen de maíz.

• **Vitamina K:** sintetiza sustancias necesarias para la coagulación de la sangre y el metabolismo óseo. Se encuentra sobre todo en las hojas de vegetales verdes, papas, vísceras, hígado de bacalao; normalmente se sintetiza en las bacterias de la flora intestinal.

## > Otros compuestos de vegetales

• **El ácido alfa-lipoico:** está presente en algunas verduras y frutas, sobre todo en el tomate. Su función es colaborar en la neutralización de los efectos de los radicales libres potenciando las funciones antioxidantes de las vitaminas C, E y de la enzima glutation peroxidasa.

• **Las isoflavonas:** se encuentra en la soja y en algunos de sus derivados como el tofu (queso de soja). Algunos estudios científicos han demostrado que las mujeres asiáticas que consumen soja presentan una menor incidencia de cáncer de mama y matriz que las occidentales. Además, es evidente que en los países de alto consumo de soja, como los países asiáticos, los síntomas de envejecimiento tanto físicos como mentales tardan más en manifestarse y se ven muchos menos casos de obesidad.

• **Los flavonoides:** en este grupo los flavonoles, los antocianidoles y las flavonas, colorantes naturales con acción antioxidante que constituyen el grupo más importante de la familia de los polifenoles, presentes en los vegetales. Su función es proteger el sistema cardiovascular y activar las enzimas glutation peroxidasa y catalasa, antioxidantes presentes de forma natural en nuestro organismo. Se encuentran en el brócoli, los repollitos de Bruselas, las coliflores, los repollos, las verduras de hoja verde, como la acelga y la espinaca, las frutas rojas y moradas y los cítricos. Reducen además los riesgos de algunos tipos de cáncer, como el de colon.

## > Haciendo balance

En los últimos tiempos, los expertos en nutrición y algunas grandes compañías alimenticias han insistido en que para bajar de peso es mejor comer balanceado que hacer dietas relámpago, en las que se pone en peligro la salud. Pero ¿qué significa comer balanceado?

Esto puede verse desde dos ópticas. Por un lado, es ingerir proporcionalmente carbohidratos, grasas, harinas, proteínas y vitaminas.

Otra forma es a partir de las porciones que comemos, por lo que es necesario saber cuáles son los tamaños recomendados para seguir un régimen alimenticio equilibrado.

## > Las porciones ideales para consumir

• Una porción de frutas debe ser media taza y del tamaño de un puño pequeño.
• Una porción de carne, pescado o pollo debe ser del tamaño del mouse de una computadora.
• Una porción de leche o yogur debe tener el tamaño de una pelota de tenis.
• 40 gramos de queso es un pedazo de aproximadamente un dedo pulgar.
• Una porción de 100 gramos de pechuga sin piel y deshuesada es del tamaño de un mazo de cartas de naipe o de la palma de nuestra mano.

## > Tablas de alimentos

No podía faltar en un trabajo sobre nutrición y adelgazamiento una tabla que indique cuántas son, efectivamente, las calorías que ingerimos al consumir determinado alimento. Esta tabla nos permite seleccionar los alimentos que son relativamente menos calóricos y hacer una dieta inteligente

Aclaración: las calorías están puntuadas por unidades, las proteínas y las grasas en gramos y el calcio y el hierro en miligramos.

### Cereales, dulces y alimentos grasos

| PORCIÓN 100 gr | CALORÍAS | PROTEÍNAS gr | GRASAS | CALCIO | HIERRO |
| --- | --- | --- | --- | --- | --- |
| Aceite puro | 884 | ... | 100 | ... | ... |
| Arroz blanco | 360 | 7 | 0,8 | 10 | 1,1 |
| Azúcar | 400 | ... | ... | ... | ... |
| Cacao | 590 | 10 | 50 | 110 | 5 |
| Centeno | 325 | 12 | 2,3 | 45 | 4 |
| Chocolates | 500 | 4 | 25 | 80 | 3,5 |
| Fideos | 360 | 10 | 0,6 | 20 | 1 |
| Galletas | 380 | 7 | 7 | 45 | 1,2 |

| Gaseosas | 45 | ... | ... | ... | ... |
|---|---|---|---|---|---|
| Harina de maíz | 360 | 8 | 1,2 | 6 | 1,1 |
| Harina de trigo | 360 | 10 | 1,2 | 16 | 1 |
| Maíz en grano | 360 | 9,4 | 4,3 | 8 | 2,5 |
| Margarina | 720 | 0,6 | 81 | 3 | 0,3 |
| Miel | 300 | 0,3 | ... | 5 | 0,8 |
| Pan blanco | 280 | 8 | 0,8 | 30 | 1,4 |
| Pan de centeno | 261 | 9,2 | 0,7 | 38 | 2,8 |
| Pan integral | 286 | 9,4 | 1,5 | 50 | 3,6 |
| Panceta | 760 | 3 | 82 | 5 | 1 |
| Sémola | 360 | 9 | 1 | 16 | 1,5 |

## Bebidas alcohólicas

| Cerveza (4,4 % alcohol) | 30 |
|---|---|
| Licores en general | 315 |
| Sidra | 41 |
| Vino (11% alcohol) | 77 |

## Carnes, pescados y productos de origen animal

| PORCIÓN 100 gr | CALORÍAS | PROTEÍNAS gr | GRASAS | CALCIO | HIERRO |
| --- | --- | --- | --- | --- | --- |
| Almejas | 78 | 13 | 1,4 | 142 | 17 |
| Anchoas frescas | 95 | 20 | 13 | 25 | 1,4 |
| Atún en aceite | 300 | 23 | 22 | 42 | 1,2 |
| Atún fresco | 180 | 20 | 10 | 38 | 1,2 |
| Bacalao fresco | 75 | 17 | 0,5 | 20 | 0,6 |
| Besugo fresco | 100 | 17 | 3,6 | 30 | 0,8 |
| Calamares | 80 | 14 | 1 | 144 | 1,7 |
| Cangrejos | 100 | 17 | 2 | 110 | 1,8 |
| Carne de cabra | 180 | 16 | 19 | 9 | 2 |
| Carne de cerdo menos grasa | 280 | 15 | 25 | 8 | 1,7 |
| Carne de cerdo muy grasa | 375 | 13 | 35 | 6 | 1,4 |
| Conejo | 160 | 20 | 10 | 16 | 2,4 |
| Cordero | 250 | 18 | 20 | 8 | 2,5 |
| Carne de ternera magra | 156 | 19,5 | 8 | 11 | 2,4 |
| Carne de ternera semi/gorda | 190 | 19 | 12 | 10 | 2,1 |
| Chorizo | 210 | 24 | 12 | 30 | 3,5 |
| Camarones | 100 | 18 | 3 | 110 | 1,8 |

| | | | | |
|---|---|---|---|---|
| Hígado de vaca | 130 | 20 | 4 | 10 | 14 |
| Huevo (100 gr 2 unidades) | 160 | 12 | 12 | 60 | 3 |
| Jamón crudo magro | 170 | 33 | 4,4 | 48 | 1,4 |
| Langosta | 90 | 17 | 2 | 100 | 0,5 |
| Langostinos | 115 | 18 | 4,3 | 190 | 1,7 |
| Lenguado | 100 | 19 | 2,5 | 22 | 0,8 |
| Merluza | 80 | 19 | 0,5 | 30 | 0,8 |
| Morcilla | 160 | 15 | 10 | 15 | 40 |
| Mortadela | 190 | 20 | 12 | 15 | 2 |
| Otros pescados en aceite | 314 | 22 | 24 | 44 | 1,3 |
| Pato | 320 | 17 | 29 | 16 | 2 |
| Pavo | 260 | 20 | 20 | 21 | 4 |
| Pollo | 200 | 18 | 15 | 12 | 1,5 |
| Pulpo | 60 | 13 | 0,3 | 40 | 2,5 |
| Riñones | 130 | 17 | 7 | 20 | 5,3 |
| Salchichas | 400 | 13 | 35 | 10 | 2 |
| Sardina | 160 | 26 | 6,5 | 100 | 3 |
| Sardinas en aceite | 300 | 25 | 22 | 340 | 2,2 |
| Sesos de ternera | 130 | 12 | 6 | 12 | 3 |
| Trucha | 162 | 18 | 10 | 30 | 1 |
| Vísceras | 140 | 16 | 7 | 12 | 2 |

## Frutas y verduras

| PORCIÓN 100 gr | CALORÍAS | PROTEÍNAS gr | GRASAS | CALCIO | HIERRO |
|---|---|---|---|---|---|
| Acelgas | 22 | 2 | 0,3 | 100 | 2,5 |
| Ajos | 100 | 4,5 | 0,2 | 20 | 2,3 |
| Alcauciles | 50 | 3 | 0,2 | 50 | 1,5 |
| Ananá | 54 | 1 | 0,2 | 20 | 0,5 |
| Apio | 20 | 1,1 | 0,2 | 50 | 0,5 |
| Banana (o plátano) | 100 | 1,3 | 0,3 | 10 | 0,5 |
| Berenjenas | 27 | 1 | 0,2 | 20 | 0,8 |
| Calabaza | 15 | 0,8 | 0,1 | 18 | 2,3 |
| Cardo | 18 | 0,5 | 0,2 | 100 | 1,5 |
| Cebollas | 40 | 1,4 | 0,2 | 35 | 1 |
| Cerezas | 60 | 1,1 | 0,4 | 20 | 0,4 |
| Ciruelas | 60 | 0,9 | 0,2 | 20 | 0,5 |
| Coco | 300 | 3,5 | 27 | 13 | 1,8 |
| Coliflor | 30 | 3 | 0,3 | 25 | 1 |
| Escarola | 20 | 1,7 | 0,2 | 80 | 1,7 |
| Espárragos | 20 | 2 | 0,2 | 20 | 1 |
| Espinaca | 25 | 2,3 | 0,3 | 80 | 3 |
| Frutillas | 40 | 0,9 | 0,5 | 30 | 0,7 |
| Higos secos | 280 | 3 | 0,8 | 90 | 3 |
| Higos | 651 | 0,4 | 5 | 3 | 0,6 |

| | | | | |
|---|---|---|---|---|
| Hortalizas frescas | 27 | 1,8 | 0,2 | 65 | 1,4 |
| Judías verdes | 39 | 2,4 | 0,3 | 56 | 1 |
| Jugo de naranja | 40 | 0,4 | 0,3 | 11 | 0,7 |
| Lechuga | 16 | 1,3 | 0,2 | 30 | 0,8 |
| Limón | 35 | 0,8 | 0,3 | 40 | 0,6 |
| Mandarina | 43 | 0,8 | 0,2 | 33 | 0,4 |
| Manzana | 0,55 | 0,4 | 0,4 | 0,6 | 0,3 |
| Melón | 25 | 0,7 | 0,2 | 20 | 0,5 |
| Membrillo | 75 | 0,4 | 0,1 | 5 | 0,4 |
| Mermeladas | 300 | 1 | 0,3 | 12 | 0,3 |
| Naranja | 42 | 1 | 0,2 | 33 | 0,4 |
| Pasas | 280 | 3 | 0,8 | 80 | 3 |
| Pepinos | 13 | 0,8 | 0,1 | 15 | 0,3 |
| Pera | 60 | 0,6 | 0,3 | 10 | 0,3 |
| Perejil | 43 | 3,2 | 0,6 | 190 | 3,1 |
| Pimiento | 30 | 1,4 | 0,3 | 0,8 | 0,7 |
| Pomelo | 30 | 0,6 | 0,2 | 25 | 0,5 |
| Puerros | 50 | 1,8 | 0,2 | 60 | 1,3 |
| Rábanos | 20 | 1 | 0,1 | 30 | 1,2 |
| Remolacha | 42 | 2 | 0,1 | 25 | 1 |
| Repollito de Bruselas | 47 | 5 | 0,3 | 40 | 1,5 |
| Repollo | 25 | 1,6 | 0,2 | 50 | 0,4 |
| Sandía | 22 | 0,5 | 0,1 | 6 | 0,2 |

| | | | | |
|---|---|---|---|---|
| Tomates | 20 | 1,1 | 0,3 | 11 | 0,6 |
| Uvas | 65 | 0,7 | 0,4 | 19 | 0,6 |
| Zanahoria | 40 | 1,5 | 0,2 | 40 | 0,7 |

## Legumbres, tubérculos y frutos secos

| PORCIÓN 100 gr | CALORÍAS | PROTEÍNAS gr | GRASAS | CALCIO | HIERRO |
|---|---|---|---|---|---|
| Almendras enteras | 480 | 26 | 40 | 250 | 4 |
| Arvejas secas | 346 | 22 | 2 | 60 | 5 |
| Avellanas enteras | 540 | 16 | 50 | 250 | 3 |
| Batatas | 115 | 11,3 | 0,5 | 35 | 1 |
| Castañas frescas | 170 | 2 | 1,6 | 50 | 1 |
| Garbanzos | 360 | 20 | 6,5 | 130 | 8 |
| Habas secas | 330 | 25 | 2 | 100 | 5 |
| Lentejas | 320 | 22 | 2 | 60 | 7 |
| Maní | 560 | 29 | 45 | 50 | 3 |
| Nueces | 600 | 13 | 60 | 100 | 3 |
| Papas | 85 | 2 | 0,1 | 10 | 0,6 |

## Lácteos

| PORCIÓN 100 gr | CALORÍAS | PROTEÍNAS gr | GRASAS | CALCIO | HIERRO |
| --- | --- | --- | --- | --- | --- |
| Queso camembert | 305 | 18 | 26 | 162 | 0,5 |
| Queso crema | 300 | 26,7 | 21,5 | 300 | 1 |
| Queso gruyere | 420 | 30 | 33 | 700 | 1 |
| Queso roquefort | 364 | 22,4 | 30,5 | 700 | 0,5 |
| Leche condensada | 325 | 8,1 | 8,4 | 280 | 0,4 |
| Leche de vaca fresca | 65 | 3,3 | 3 | 120 | 0,1 |
| Leche de cabra | 90 | 3,9 | 6 | 190 | 0,2 |
| Leche en polvo entera | 490 | 26 | 27 | 920 | 0,6 |
| Leche en polvo descremada | 350 | 36 | 1 | 1200 | 0,6 |

# > Una mejor actitud frente a la comida

La alimentación sana implica una mejor calidad de vida, por eso siempre es importante saber cómo debemos comer para así garantizar nuestra salud.

Hay métodos naturales que nos ayudan a combatir el sobrepeso y la obesidad, sin necesidad de hacer dietas que pongan en riesgo nuestra nutrición.

**Esta serie de sencillos consejos pueden servir de guía:**

• Evitar siempre los alimentos fritos o cocinados con mucho aceite. Incluso las ensaladas no deben aderezarse más que con una cucharada de aceite.

• Masticar completamente lo que comemos, además de hacerlo lentamente. La consigna es disfrutar de la comida y mantener una actitud menos ansiosa.

• No comer si nos sentimos afiebrados o mal de salud.

• No comer bajo estados de alta tensión emocional.

• No comer si no tenemos hambre, por el simple hecho de gratificarnos.

• No comer por gula o más allá de nuestras necesidades. Las disciplinas orientales sugieren comer sólo mientras la boca, ante la vista del alimento, produce saliva.

• Comer la fruta bien lavada y con cáscara, para aprovechar toda su fibra y sus nutrientes.

• No comer carne vacuna más de un par de veces por semana.

• Comer sólo alimentos totalmente naturales, evitando los enlatados o deshidratados.

• Evitar el consumo de alcohol, tabaco y otras sustancias intoxicantes.

# CONSUMIR MÁS CALORÍAS

## EL EJERCICIO COMO ALIADO PARA ADELGAZAR

**CAPÍTULO 3**

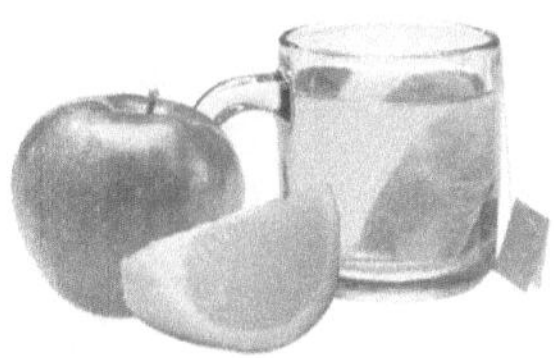

# Parte 3
# Consumir más calorías

**El ejercicio como aliado para adelgazar**

## > Ejercicio y dieta

Cuando hemos notado que la ropa ya no nos queda tan bien como antes, o que se nos han formado antiestéticos rollitos en la cintura, o en las caderas, podemos acudir a la combinación de oro: dieta y ejercicios.

Hacer ejercicios implica también un compromiso tenaz, pero el resultado siempre aportará, además de la baja de peso, el mejor aspecto que un cuerpo tonificado y con una postura corporal agradable.

Y esta dupla de ejercicios y dieta funciona complementariamente: si somos incapaces de sacrificar nuestros hábitos alimenticios, o de contar efectivamente las calorías que llevamos a la boca, podemos recurrir a un entrenamiento físico más intensivo.

Por el otro lado, si nos cuesta seguir una rutina física exigente, la dieta que tendremos que seguir será más rigurosa. Huelga decir que lo ideal es hacer una elección cuidadosa y saludable de las comidas que tomamos y, a la vez, tener una actividad física adecuada a nuestra edad y a nuestro cuerpo. Los ejercicios físicos son un aliado excelente para perder peso, por dos razones fundamentales:

• Hacen que el metabolismo se acelere y que el organismo gaste más calorías de las que consume, por lo que inevitablemente se pierde grasa y por lo tanto kilos.

• Evitan que en el futuro el peso fluctúe, pues sustituye la grasa con masa muscular (cuyo mantenimiento tiene un mayor requerimiento calórico).

## > ¿Cómo empezar?

Para adelgazar necesitamos, fundamentalmente, realizar alguna actividad aeróbica, que son las que requieren una mayor oxigenación de los tejidos, con el consiguiente mayor consumo de calorías. Esas actividades pueden ser:
• Correr
• Caminar
• Nadar
• Andar en bicicleta

La frecuencia requerida es de unos 40 minutos diarios, y pueden, por supuesto, combinarse (podemos dar caminatas

tres veces por semana, alternándolas con visitas al natatorio, o paseos en bicicleta).
De igual manera, es importante saber que en los ejercicios más que la cantidad importa la constancia con la que se hagan.
Una buena manera de ver los resultados es medirlos cada 30 días.
Y no con la balanza. Porque el ejercicio físico aumenta la masa muscular, que es más pesada (y consume más calorías) que las partes lipídicas y grasas. Nuestro progreso se verá más con un centímetro para medir nuestros muslos o cintura, que veremos cómo paulatinamente se van reduciendo.

## > Ejercicios para mejorar nuestro cuerpo

Las dietas para adelgazar que se ocupan únicamente de reducir la ingesta calórica, sin incluir ningún tipo de actividad física, suelen ser ineficaces porque un 25% de ese peso perdido puede ser de masa muscular.
Aunque en la báscula en la que nos pesamos indique que hemos bajado de peso, puede que los porcentajes del cuerpo (es decir, el porcentaje de grasa respecto al peso total en relación con el porcentaje de masa muscular) hayan incluso empeorado, porque se ha perdido masa muscular.
Dado que el ritmo metabólico basal (RMB) está directamente relacionado con el porcentaje muscular que se tenga en el cuerpo, si se pierde masa muscular, el RMB será más lento, por lo que se consumen menos calorías.

En pocas palabras, si se pierde músculo se tiene muchas posibilidades de volver a engordar.

La clave para no volver a engordar a largo plazo consiste en darse cuenta de la importancia de mantener o aumentar la cantidad de fibra muscular del cuerpo. Al desarrollar músculo o aumentar su porcentaje, se aumenta el ritmo metabólico, que es el consumo de calorías que el cuerpo necesita para sostener sus funciones, lo cual ofrece muchas posibilidades de mantenerse en ese peso a largo plazo.

Dado que el RMB constituye entre el 60 y el 70% del consumo energético diario, incluso un modesto incremento del RMB puede alterar positivamente los porcentajes del cuerpo. Aunque hay otros factores como la edad y la genética que también determinan el RMB, el porcentaje de masa muscular es un factor que no se debe pasar por alto. Al subir el ritmo metabólico, se quemarán más calorías durante todas las actividades, incluso al estar sentados, tumbados y durmiendo.

Por cada 400 gr de masa muscular que se añade, el cuerpo consume 35 calorías al día, o lo que es lo mismo entre 1,2 y 1,6 kg de grasa al año.

Debemos tener esto muy en la cabeza cuando no encontramos tiempo ni ganas para comenzar una actividad física.

## > Empezar por el principio

El ejercicio incrementa el consumo de calorías y evita la pérdida de masa ósea que se produce al perder peso.

Pero a veces nos cuesta, no encontramos el momento o el

lugar para comenzar a realizar esos ejercicios que nuestro cuerpo necesita.

Debemos proponernos, como en el caso de las dietas, metas sencillas, que aunque nos exijan dedicación y voluntad no nos desalienten por estar demasiado lejanas.

Para comenzar van estos dos consejos iniciales.

• Usar ropa adecuada. Si queremos empezar con una rutina de ejercicios debemos usar ropa cómoda y holgada. Sobre todo el calzado, debe ser muy cómodo. Siempre que podamos usaremos zapatillas deportivas.

• Conocer y tener presente la lista de quemas de calorías que cada actividad física implica. Esto nos estimula a seguir cuando estamos cansados.

## > Las caminatas

Una actividad tan simple como caminar puede ayudarnos a quemar esas calorías que a veces consumimos de más, además de generar un benéfico efecto de despeje de nuestra mente.

Se recomienda empezar con 20 minutos diarios durante la primera semana, incrementado 10 minutos diarios hasta llegar a una hora.

Antes de cada caminata debemos hacer 5 minutos de estiramientos y caminar los primeros 5 minutos muy despacio.

Al terminar volvemos a bajar nuestra velocidad de caminata los últimos 5 minutos y reiteramos los estiramientos musculares. Esta precaución protege los cambios de ritmo cardíaco y los posibles calambres.

Es fundamental la constancia para obtener resultados. Lo ideal es hacer esto todos los días, descansando si queremos una vez a la semana. Tenemos que intentar que esta actividad se transforme en un hábito.

La postura: debemos caminar con la espalda erguida, contrayendo los músculos abdominales.

La respiración debe ser profunda y consciente.

## > Algunos tips que nos ayudarán a que nuestras caminatas sean efectivas

• **Ejercicios adicionales:** mientras caminamos es aconsejable no mantener los brazos quietos. Si dejamos los brazos colgando corremos además el peligro de que éstos, por la posición mantenida durante una hora, se hinchen y comiencen a molestar. Los brazos deben estar en movimiento, constantemente, llevados hacia delante y hacia atrás, lo que ayuda también al trabajo de los músculos abdominales. Debemos mantener codos cerca del cuerpo y mover los brazos hacia adelante y hacia atrás, pero sin cruzar la línea central del cuerpo y sin subirlos más arriba del pecho.

• **El uso de un calzado adecuado:** es muy importante llevar zapatillas adecuadas cuando empezamos a caminar como ejercicio. Las suelas deben ser flexibles, deben ser la talla correcta y deben ser renovadas al año de uso. Hoy las grandes marcas diseñan zapatillas especiales que amortiguan el impacto del pie contra el suelo, para evitar lesiones en pies y rodillas.

• **Hidratarnos bien:** es importantísimo beber agua antes, durante y después de nuestra caminata. Como pauta, podemos beber un vaso de agua 10 minutos antes de empezar a caminar, un vaso cada 20 minutos y al terminar, uno o dos vasos más. Se recomienda evitar bebidas con cafeína antes de ejercitarnos, porque al causar una pérdida de líquidos, tendremos más sed y es posible que la vejiga empiece a molestarnos antes de finalizar.

• **Para evitar accidentes:** si nos proponemos caminar o trotar de noche, lo recomendable es llevar ropa deportiva de colores fosforescentes, para poder ser avistados desde lejos.

• **Protegernos del sol:** en verano es imprescindible un gorro que proteja nuestra cabeza de las posibles insolaciones.

• **Relajación y flexibilidad:** es importante cuidar los movimientos de nuestro cuerpo al caminar, adquiriendo un ritmo adecuado a nuestras posibilidades. Cuidar de que la distancia entre paso y paso nos resulte cómoda, ya que si exageramos podemos dañar nuestros pies y los músculos de nuestra pantorrilla. Además, no aumentamos nuestro gasto calórico ni los beneficios del ejercicio por dar grandes pasos.

• **Reponer minerales:** si estamos en un plan de caminatas largas, que excedan las dos horas, es aconsejable consumir bebidas isotónicas para deportistas.

**• Una buena postura:** mantener la cabeza en alto y la espalda erguida nos ayudará a respirar bien y a mantener la línea corporal. La barbilla arriba, en paralelo al suelo y los ojos mirando unos 3 metros adelante. Si caminamos inclinados hacia adelante o hacia atrás podemos causarnos una lesión de espalda o cuello. Una buena opción, que nos indica de paso que estamos caminando bien, es imaginar que somos más altos de lo que realmente somos.

**• Un día de descanso:** el exceso, a veces, de actividad física puede tener consecuencias que no son las buscadas. Por otro lado, psicológicamente puede que empiece a resultarnos agobiante el ejercicio si lo hacemos todos los días. Un día de licencia a la semana puede ser la solución que equilibre, para que el cuerpo y los músculos se reparen.

## > Otros sencillos hábitos que mejoran nuestros músculos

• Usar las escaleras siempre que podamos: dejemos el ascensor para los que pueden darse el lujo de acumular grasa.

• En nuestra vida cotidiana, hacer caminando todos los trayectos que podamos. Prescindir de vehículos por tramos de menos de 1 kilómetro. Organizar nuestro tiempo para poder hacerlo.

• Como regla general, movernos 10 minutos por cada hora que estemos inactivos.

• Hacer abdominales: 3 series de 16 abdominales cada mañana ayuda a mantener los músculos tonificados y no nos lleva más que 10 minutos.

• Usar la bicicleta como actividad recreativa de los fines de semana.

## > El ejercicio con aparatos y complemento de pesas

Con una hora de ejercicio aeróbico de intensidad moderada se consumen aproximadamente 300 calorías, y si es lo suficientemente intenso, se mantiene un alto nivel de metabolismo durante varias horas después de la actividad. Puede ser el efecto de intensificación de la actividad metabólica de corta duración dado que puede suceder que nos cueste más con sólo actividades aeróbicas desarrollar fibra muscular.

Es innegable que el ejercicio aeróbico aporta grandes beneficios para la salud, pero tal vez sea recomendable añadir otro tipo de ejercicios tendientes a formar masa muscular, porque ésta, de forma automática, consume metabólicamente más calorías.

Los adultos perdemos al año gran cantidad de músculo por falta de uso, lo cual explica, en parte, la disminución del ritmo metabólico de 1 a 3% por cada década de vida. Esta es la razón por la que, con los años, nos va costando más mantenernos delgados.

Todo esto sencillamente significa que se queman menos calorías porque los músculos se hacen más pequeños. Si seguimos comiendo tanto como antes las calorías que no se queman se almacenan en forma de grasa, y como tiene menor densidad que los músculos, puede que, aunque uno mantenga el mismo peso a lo largo del tiempo, la cintura por ejemplo experimente una continua expansión.

Aunque se queman calorías tanto con ejercicio aeróbico como con el levantamiento de pesas, con las pesas tenemos una ventaja adicional que reside en las calorías que seguimos quemando aún cuando no estamos en el gimnasio. Con el entrenamiento de fuerza se pueden quemar más calorías después del ejercicio y a lo largo de más horas que con el ejercicio aeróbico.

En un estudio realizado con hombres y mujeres, se observó que al hacer un programa de fuerza intenso durante 60 minutos, con series entre 10 y 12 repeticiones y con descansos mínimos, su consumo metabólico subió aproximadamente un 9% durante las siguientes 15 horas después del ejercicio. Aunque algunas mujeres se vuelven más fuertes al hacer un programa de complemento de pesas, la mayoría no experimenta desarrollo muscular alguno, dado que tienen niveles muy bajos de testosterona (que es la hormona masculina responsable del desarrollo muscular).

Muchas mujeres no van al gimnasio porque temen verse demasiado musculosas y poco femeninas. No obstante, es mejor aumentar mínimamente la masa muscular que aumentar la cantidad de grasa, aún teniendo el mismo peso corporal.

## > Los beneficios del trabajo con pesas y complementos

• Aumenta la capilatización, es decir, hay más capilares sanguíneos trabajando y el corazón debe trabajar con menor esfuerzo.

• Ayuda a evitar las contracturas musculares ya que mejora las funciones de eliminación de desechos (ácido láctico), y también mejora el intercambio gaseoso y de nutrientes.

• Ayuda a optimizar la proporción grasa-músculo.

• Da forma a los músculos y embellece las formas del cuerpo en general.

Mejora la postura, y por consiguiente, la amplitud de la mecánica respiratoria, lo que a su vez permite mejorar el proceso de digestión y disminuir el estreñimiento.

## > Tablas de consumo de calorías

¿Cuántas calorías se queman por ejercicio? A veces no sabemos bien qué actividad tomar para que nos ayude en nuestro plan de adelgazar. Por eso va esta tabla, que describe cuántas calorías se queman en cada ejercicio común. Nos podrá sorprender por ejemplo que cuando hablamos de quemar calorías, una media hora de caminata muy activa puede ser más eficaz que una hora de gimnasia aeróbica. Y más económica, claro.

| Actividad | Calorías quemadas cada media hora |
|---|---|
| Gimnasia aeróbica | 178 |
| Jugar al básquet | 258 |
| Bádminton | 125 |
| Paseo rápido | 150 |
| Bicicleta | 150 |
| Bailar activamente | 130 |
| Conducir el auto | 50 |
| Trabajar en el jardín | 150-200 |
| Jugar al golf | 108 |
| Jugar al hockey | 249 |
| Hacer tareas domésticas | 75-125 |
| Patinar | 314 |
| Trotar | 300-450 |
| Judo | 360 |
| Montañismo | 270 |
| Remo | 378 |
| Estar sentados frente al ordenador | 50 |
| Esquiar | 252 |

| | |
|---|---|
| Bajar escaleras | 210 |
| Subir escaleras | 300-500 |
| Natación | 250 |
| Jugar al tenis | 261 |
| Jugar al voleibol | 190 |
| Mirar TV | 50 |
| Caminata lenta (1,5 a 3 km/h) | 60-75 |
| Caminata sin prisa (4 a 5 km/h) | 150 |
| Caminata más intensa (6 km/h) | 180 |
| Caminata muy intensa (7.5 km/h) | 200-240 |

# PROGRAMAS DE DIETAS

**4**

CAPÍTULO

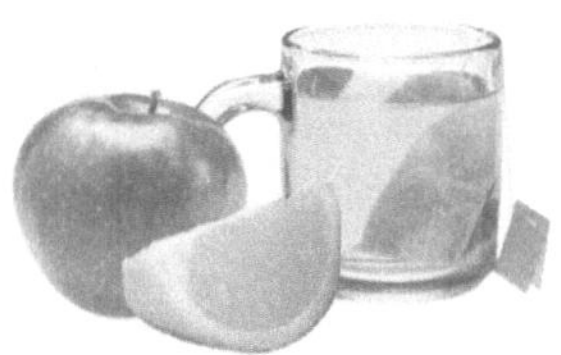

## Parte 4
# Programas de dietas

## › Dieta del equilibrio

Esta dieta aporta un consumo diario de 1600 calorías, bastante alto, basado en controlar el número de calorías ingeridas y en un buen aporte de glúcidos (harina, cereales, legumbres, frutas, arroz y pan) que se caracterizan porque tienen un alto poder saciante; permite comer casi de todo, aunque limitando las cantidades, así como el consumo de azúcar y grasas. Por su heterogeneidad, es una dieta que pueden seguir todas las personas.

Para obtener resultados debemos perseverar en ella por lo menos un mes. No es recomendable seguirla sin interrupciones por más de seis meses.

Inicialmente, pueden perderse de 3 a 4 kilos por mes.

## DESAYUNO

• Café con leche descremada, tres rebanadas de pan de salvado (tostado o no, depende del gusto), 10 gr de mantequilla, un jugo de naranja recién exprimido, o

• Un vaso de leche descremada con cacao en polvo, una medialuna o croissant y una manzana.

## ALMUERZO

• Una ensalada (una taza, aderezada con jugo de limón), una porción de carne, pescado o huevos, acompañados de cuatro papas chicas, o

• De seis a ocho cucharadas soperas de arroz, legumbres o pasta; queso blanco y fruta, o

• Lentejas con tocino o jamón, yogur y naranja.

## CENA

• Ensalada marinera (pescado marinado al limón, queso blanco descremado, mezcla de lechugas, aderezada con una cucharadita de aceite de oliva, limón y sal) y un durazno, o

• Pescado al horno con calabacines.

TIPS

• Los alimentos deberán ser cocinados sin grasa y no se podrá comer más de lo indicado.

• Aderezar preferentemente con jugo de limón y poca sal, para evitar retenciones de líquido.

• Beber agua, o, en todo caso las aguas minerales saborizadas sin calorías que hay hoy en el mercado.

El principio de esta dieta es comer de todo pero con moderación. Las pautas son equilibradas y limitan las calorías a la vez que reducen las proteínas y las grasas.

## > Dieta desintoxicante

A veces nos sentimos pesados, molestos, con dolores de cabeza o tránsito intestinal lento. Es que todos deberíamos, cada tanto, hacer una depuración de nuestro organismo, eliminando las toxinas que se van acumulando.
El objetivo de esta dieta es limpiar el cuerpo eliminando la mayor cantidad de toxinas que sea posible.
Para esto hemos dividido esta dieta de desintoxicación en dos etapas: de ayuno y de purificación.

## EL AYUNO

Durante un día o, a lo sumo, dos, seguimos una dieta que consiste en consumir sólo líquidos. Podemos tomar jugos de frutas, verduras y yogur con lactobacilos. Los más útiles para la desintoxicación son los de manzana, limón y sandía. Una propuesta: jugo exprimido de limón, agua mineral gasificada y miel orgánica.
O si preferimos las combinaciones, batidos combinando:

• kiwi y frutilla
• mandarina y melón
• manzana y banana
• zanahoria y naranja

Y todos los que nuestra imaginación proponga.

## TIPS

• Durante el ayuno no debemos consumir medicamentos, café, bebidas alcohólicas ni tabaco.

• No debemos hacer ejercicios físicos (salvo elongaciones y caminatas suaves).

• No debemos tomar baños ni duchas calientes.

• Usar alimentos orgánicos, para no introducir más toxinas en el cuerpo.

Luego de la desintoxicación, comenzará la dieta purificadora.

## > Dieta purificadora

Durante el tránsito por esta dieta sólo consumiremos agua filtrada o agua mineral con jugos de frutas y/o verduras orgánicas, sopas magras de verduras hechas en casa, verduras cocidas al vapor, legumbres cocidas, avena, arroz integral, yogur con lactobacilos, pescado y pollo.
Es necesario el consumo diario de 2 a 3 litros de agua (más si estamos en un clima caluroso), ya que ayuda a eliminar las toxinas hidrosolubles por los riñones y las glándulas sudoríparas.
Lo importante de esta dieta es que da suficiente energía y suficientes proteínas para evitar la pérdida de masa corporal al tiempo que permite que eliminemos todas las toxinas acumuladas.

TIPS

• Agregar hojas frescas y tiernas de diente de león, bien lavadas, a las ensaladas, para beneficiarse con su acción purificadora.

• El jugo de limón intensifica el sabor de la sal natural.

• La fase del ayuno no es aconsejable si nuestro peso es inferior al normal, o en caso de embarazo o lactancia, anemia, insuficiencia renal, enfermedades hepáticas o diabetes. Podemos, con cuidado, usar la fase purificadora, pero previa consulta al médico.

• Ante el deseo de consumir alcohol, podemos optar por una infusión de yerba mate.

## > Otra dieta desintoxicante

Esta dieta, cuyo ingrediente principal es el tomate, ayuda a perder dos kilos en los tres días que dura, además de estimular la depuración y desintoxicación del organismo.
Se recomienda especialmente a fumadores, tomadores compulsivos de café y personas que beben frecuentemente alcohol. También ayuda a combatir la grasa localizada en depósitos desiguales, comúnmente llamada celulitis.
Adicionalmente, el tomate aporta al cuerpo licopenos que ayudan a prevenir el cáncer de esófago, páncreas, colon, recto, de mamas y de útero, por lo que esta dieta no sólo adelgaza sino que tiene verdaderas ventajas en cuanto al cuidado de la salud.
El tomate y otros de estas propuesta, como el romero y la menta, aportan antioxidantes, coleréticos y colagogos, por lo que protege a la membrana celular de la acción de los radicales libres que provocan el envejecimiento, así como la función hepática, de las venas y de las arterias.
No es aconsejable esta dieta para personas con divertículos o que padezcan otras enfermedades.

Como con cualquier otra propuesta dietética, debemos consultar previamente a un médico.

## AL LEVANTARNOS

• Un jugo de tomates frescos. Si lo deseamos podemos adicionar una hojita de menta en el licuado, para darle mejor sabor.

## DESAYUNO

• Dos tomates hervidos y condimentados con romero fresco muy bien picado y una gotita de aceite de oliva.

## ALMUERZO

• Una ensalada de tomates, pimientos morrones (chiles) y brotes de soja, aderezada con una cucharada tamaño postre de aceite de oliva y jugo de limón.

## MERIENDA

• Un licuado de tomates frescos, condimentado, si lo deseamos, con una hojita de menta.

## CENA

• Una ensalada de tomates, pimientos morrones (chiles) y brotes de soja, aderezada con una cucharada tamaño postre de aceite de oliva y jugo de limón.

## ANTES DE ACOSTARNOS

• Un licuado de tomates frescos, condimentado, si lo deseamos, con una hojita de menta.

## TIPS

• Si tenemos un "ataque de hambre" podemos licuar 5 hojas de menta, medio limón con cáscara, 1 zanahoria, 2 vasos de agua mineral y medio tomate.

• Es recomendable beber al menos 2 litros de agua.

• Esta dieta debe acompañarse con caminatas diarias de 40 minutos.

## > Una dieta de 900 calorías diarias

El aporte de las calorías mínimo vital es de 700-750 para una persona de contextura normal, de modo que esta dieta debe hacerse con cuidado y bajo supervisión médica.

No obstante, es una dieta sana y equilibrada.

Como está basada en la reducción al mínimo del aporte calórico, es imprescindible pesar muy bien las porciones que se consumen.

La duración que se estipula es de un mes como mínimo, pero un máximo de hasta tres meses (pasado ese período, se pasará a una dieta que incluya un poco más de valor calórico pero sin exagerar, sumado a un plan de ejercicios para no recuperar el peso que tanto nos ha costado perder).

Con esta dieta pueden perderse hasta 5 kilos en un mes.

Está indicada para personas que tienen por lo menos 10 kilos de sobrepeso.

## DESAYUNO

• Café, té o té de manzanilla, con leche descremada y edulcorante. Una pieza de fruta.

## ALMUERZO

• Un filet pequeño de pescado, hervido o cocido al vapor (100 gr). Una ensalada de verduras verdes crudas (porción de 200 gr). Puede ser de lechuga, tomate, apio, pepino, escarola, etc. O bien

• Verdura de hoja verde cocida y escurrida (200 gr), y un filet pequeño de carne (pollo, ternera, cordero o cerdo, 100 gr) cocido a la plancha, desgrasado y sin piel.

## MERIENDA

• 40 gr de jamón o queso o una fruta pequeña.

## CENA

• Las mismas opciones que el almuerzo. Sugerimos variar el tipo de carne que elijamos para no aburrirnos.

• Lo mismo con las verduras: algunas veces podemos hervir espinacas, otras acelga, etc.

• Nunca consumir más de 200 gramos.

• Cada tanto, cada dos o tres días podemos añadir un huevo duro a la ensalada.

## TIPS

• Con esta dieta podemos consumir en las ensaladas o verduras hervidas hasta dos cucharadas soperas de aceite de oliva.

• Podemos beber gaseosas light, aunque lo más recomendable es agua o limonada natural sin endulzar.

## ADVERTENCIA

El hambre no siempre queda saciado, sobre todo en personas de complexión fuerte. Puede resultar aburrida. En este régimen es recomendable intentar desarrollar una cocina atractiva y requiere de una gran fuerza de voluntad y una clara meta propuesta.

# > Un dieta de 1200 calorías

Esta dieta está calculada sobre la base de 1200 calorías. Como habitualmente los que tienen sobrepeso están consumiendo más que eso, si se combina este régimen de nutrición con ejercicios diarios, se notará disminución del peso corporal en pocas semanas.

## DESAYUNO

• Opción 1: Leche descremada con café o té, 30 gr de pan integral con queso descremado.

• Opción 2: Leche descremada con café o té y 200 gramos de fruta.

• Opción 3: Zumo de naranja o limón sin endulzar, 40 gramos de pan con 20 gramos de atún o sardina y tomate.

• Opción 4: Té (u otras infusiones) o café solo con 6 galletitas de agua o integrales untadas con 30 gramos de queso descremado.

## ALMUERZO

• **Opción 1:** una porción de papas rellenas (150 gr) de carne picada (30 gr) y cebolla, pollo a la plancha, fruta (100 gr), pan.

• **Opción 2:** una ensalada de verduras de hoja. Puede ser lechuga, pepinos, repollo, espinacas, apio, cebolla, ciboullette, pimientos (porción de 200 gr), un filete de ternera (100 gr) asado o a la plancha y una rebanada de pan integral.

• **Opción 3:** un plato o tazón de sopa de verduras (200 gr), filetes de pollo (120 gr) rebozados, fruta (100 gr), pan.

• **Opción 4:** un guiso de lentejas (100 gr) preparado con pimientos, zanahoria, ajo, etc., fruta (100 gr), dos rebanadas de pan integral, tostado o sin tostar.

• **Opción 5:** ensalada de coliflor hervida (200 gr) rebozada con clara de huevo, pollo (100 gr) a la plancha con ensalada, fruta (100 gr), pan.

• **Opción 6:** una porción de tallarines (50 gr) con tomate, mejillones al vapor (200 gr) limpios y aderezados con jugo de limón, fruta (100 gr), pan integral.

• **Opción 7:** un puré de verduras (que incluya 4 tipos), pollo asado sin grasa y sin piel (100 gr), fruta (100 gr), pan.

• **Opción 8:** una porción de ensalada de hojas variada (lechuga, zanahoria, apio, etc.), tortilla española individual con un solo huevo, fruta (100 gr), pan.

• **Opción 9:** una porción de consomé desgrasado con clara de huevo cocida, costillita de cerdo (100 gr) a la plancha, fruta (100 gr), pan.

## MERIENDA

Las mismas sugerencias que para el desayuno.

## CENA

• **Opción 1:** una ensalada de verduras de hojas verdes y variadas (200 gr), medallones de merluza fritos (100 gr) bien escurridos sobre un papel absorbente, fruta (100 gr), espinacas rehogadas con ajo en una cucharadita de aceite de oliva o maíz.

• **Opción 2:** una sopa de fideos integrales (30 gr) cocidos en caldo desgrasado, una porción de merluza (100 gr) a la cazuela con tomate frito (50 gr), fruta (100 gr), una rebanada de pan integral.

• **Opción 3:** una sopa de verduras casera (200 gr), un filet de pollo (120 gr) a la plancha, sin grasa y sin piel, fruta (100 gr), una rebanada de pan integral.

• **Opción 4:** un plato de crema de calabacín (200 gr de calabacín procesado con leche descremada y condimentado con pimienta y nuez moscada), pescado al horno (100 gr) fruta (100 gr), pan integral.

• **Opción 5:** una porción de alcauciles salteados con clara de huevo en una cucharadita de aceite de oliva o de maíz (200 gr), una porción delgada de carne de ternera a la plancha (100 gr), fruta (100 gr), pan.

• **Opción 6:** ensalada variada: lechuga, tomate, 30 gr de atún, cebolla, pimiento, 30 gr de aceitunas y 2 claras de huevo, 1 yogur descremado, fruta (100 gr), pan.

• **Opción 7:** un plato de sopa de verduras caseras, una porción de pollo a la plancha con limón (100 gr), fruta (100 gr), pan integral.

• **Opción 8:** un trozo de queso tipo port salut descremado (150 gr), fruta (100 gr), pan integral.

• **Opción 9:** una porción de crema de puerros (200 gr de puerro hervido procesado con leche descremada y condimentado), un filet de lenguado (120 gr) a la plancha o rebozado, fruta (100 gr), pan integral.

## TIPS

• En total, el aceite que se podrá ingerir en las comidas puede ser hasta 12 gr por día.

• El pan total de almuerzo y cena debe ser de 15 gr = 3 rebanadas.

• El peso indicado de los alimentos es el peso en crudo de la porción comestible, es decir, pelado y limpio.

• El aceite total puede repartirse a lo largo del día. Puede ser de oliva o de semillas (girasol, soja, maíz, etc.).

• Nunca hay que utilizar grasas animales.

• El uso de condimentos es libre.

• La carne será siempre magra.

• Pueden usarse toda clase de pescados, tanto los considerados blancos como azules.

• Para endulzar se utilizará sacarina.

## > La dieta de 1400 calorías

Esta dieta prevé el consumo de 1400 calorías. Practicando ejercicio diariamente notaremos una disminución del peso corporal en pocas semanas.

### DESAYUNO

• 1 taza de leche descremada o con poca grasa u otra infusión endulzada con edulcorante.

• 1/2 pomelo o una naranja (o su zumo).

• 2/3 de taza de copos de trigo.

### A MEDIA MAÑANA

• 1 racimo de uvas chico.

• 1/2 sándwich de queso magro y pan integral.

### ALMUERZO

• 1 porción de pizza de muzzarella.

• 1 porción de ensalada de zanahorias.

• 1 manzana.

• 1 taza de leche descremada o con poca grasa.

## REFRIGERIO

• 2 galletas de harina de avena.

• 1 infusión con edulcorante.

## CENA

• 1 pescado asado al horno con dos cucharadas de tamaño té de margarina y hongos remojados en caldo desgrasado (la porción de pescado debe ser de 90 gr).

• 1 papa al horno.

• 1/2 taza de brócoli hervido.

• 1 taza de jugo de tomate o leche descremada o con poca grasa.

Total de calorías: alrededor de 1400.

## TIPS

• En total, el aceite que se podrá ingerir en el almuerzo y en la cena puede ser hasta 12 gr por día.

• El pan total de almuerzo y cena debe ser de 15 gr = 3 rebanadas.

• El peso indicado de los alimentos es el peso en crudo de la porción comestible, es decir, pelado y limpio.

• El aceite total puede repartirse a lo largo del día. Puede ser de oliva o de semillas (girasol, soja, maíz, etc.).

• Nunca hay que utilizar grasas animales.

• El uso de condimentos es libre.

• La carne será siempre magra.

• Pueden usarse toda clase de pescados, tanto los considerados blancos como azules.

• Para endulzar se utilizará sacarina.

## > La dieta de "Los cinco días"

Esta dieta no está diseñada para las personas que sufren de obesidad sino para aquellas personas que quieren desprenderse de algunos kilitos de más molestos.
Siguiendo estrictamente esta dieta, en una semana se pueden bajar de dos a tres kilos. Está pautada día por día, empezando el lunes, que es el día en que todos empezamos las dietas.
Como se trata de una dieta cuyas comidas están descritas día a día, aconsejamos tomar copias y pegarlas sobre la puerta de la heladera (o refrigerador) para programar la cocina diaria.

### LUNES: DESAYUNO

• Café negro o té con edulcorante.

• 1 naranja pelada a vivo, cortada en dados y rociada con yogur bebible descremado.

### ALMUERZO

• Sopa de fideos de gluten preparada con caldo dietético o desgrasado.

• 1 porción mediana de carne vacuna magra a la plancha.

• Ensalada de zanahoria, condimentada con jugo de limón.

• 2 berenjenas o ajíes en vinagre (150 gr aproximadamente).

• 1 rebanada fina de pan integral.

## MERIENDA

• 1 rebanada fina de pan integral.

• 1 rodaja de queso descremado (50 gr aproximadamente).

## CENA

• 1 plato de sopa de verdura.

• 1 plato de verduras variadas cocidas, hervidas o al vapor (200 gr, aproximadamente).

• 1 filete de carne magra de ternera a la plancha.

• 1 ensalada de escarola.

• 1 manzana.

**MARTES:** DESAYUNO

• 1 taza de café negro o té con edulcorante.

• 1 naranja o 1 pomelo (o su jugo, pero es mejor la fruta entera, por el aporte de fibras y la sensación de saciedad que brinda).

ALMUERZO

• 1 plato o taza de caldo desgrasado o dietético.

• 1 omelette hecho con un huevo y una lata de arvejas.

• 1 porción de carne de ternera magra cocida a la plancha.

• 1 ensalada de hinojo.

• 1 naranja.

• 1 rebanada fina de pan integral.

MERIENDA

• 1 yogur descremado.

## CENA

• 1 porción de sopa hecha con puntas de espárragos.

• 200 gr de verdura cocida, hervida o al vapor (pueden ser espinacas o acelgas, o las que prefiramos).

• 100 gr de jamón serrano.

• 1 ensalada de escarola.

• 1 pera.

## **MIÉRCOLES:** DESAYUNO

• Café negro o té con edulcorante.

• 1 pera.

## ALMUERZO

• 1 plato de sopa de verduras casero.

• 1 huevo pasado por agua.

• 1 ensalada de tomate y lechuga.

• 1 manzana.

• 1 rebanada fina de pan integral.

## MERIENDA

• 1 rebanada fina de pan integral.

• 1 rodaja de queso magro.

• 1 café con edulcorante.

## CENA

• 1 plato de caldo magro.

• 1 plato de verduras cocidas, hervidas o al vapor.

• 1 pechuga de pollo al horno.

• 1 ensalada de zanahoria.

• 1 naranja.

## JUEVES: DESAYUNO

• Café negro o té con edulcorante.

• 1 pera.

## ALMUERZO

- 1 plato de sopa de arroz.

- 2 filetes de pescado hervido, con mayonesa dietética.

- Ensalada de berro.

- 1 naranja.

- 1 rebanada fina de pan negro.

## MERIENDA

- 1 yogur descremado de frutas.

## CENA

- 1 plato de caldo magro.

- 1/2 huevo pasado por agua.

- 1 porción de carne al horno.

- 1 plato de verduras cocidas.

- 1 manzana.

**VIERNES:** DESAYUNO

• Café negro o té con edulcorante.

• 1 pera.

## ALMUERZO

• 1 sopa de puntas de espárragos.

• 2 filetes de pescado hervido, con mayonesa dietética.

• 1 ensalada de zanahoria y huevo.

• 1 naranja.

• 1 rebanada fina de pan integral.

## MERIENDA

• 1 manzana.

## CENA

• 1 plato de sopa de fideos de gluten.

• 1 plato de verduras cocidas.

• 1 rodaja de queso.

• 1 rebanada de pan integral.

• 1 porción de ensalada de fruta.

## > La dieta de la luna

Esta es una dieta que es muy famosa y que se sigue desde hace décadas. Busca desintoxicar y ser el puntapié inicial para una dieta más restringida en calorías.
La consigna es hacerla bajo la influencia de cualquiera de las cuatro fases lunares, consecutivas o alternadas (luna nueva, cuarto creciente, luna llena y cuarto menguante).
Debe comenzarse una hora antes de que cambie de fase la luna y continuarse durante las veinticinco horas seguidas y sin interrumpirse.
Durante las horas que dura el régimen se trata de un régimen de líquidos: no se debe comer ningún tipo de alimento sólido, pero sí se puede tomar agua mineral, café, té y mate, todo sin azúcar y en la cantidad que se desee.
Los demás días se debe comer normalmente.
Por ejemplo: si el día 16 de septiembre la luna cambió a la fase luna nueva a las 12 hs. 16 m., el régimen debió comenzar una hora antes, es decir, a las 11 hs. 16 m. y terminarlo el día siguiente, una vez cumplidas las 25 hs.

## > La sopa que quema grasas

Esta es una dieta cuya secreto es que los ingresos energéticos son menores que los gastos. Se basa en los principios de la disociación de las comidas.

No es recomendable hacerla durante más de 7 días, en los cuales se puede bajar ¡hasta cinco kilos! Claro que depende de cada organismo, ya que no todos reaccionan del mismo modo ante las dietas, pero esta tiene la ventaja de ser baja en sodio y en potasio, con lo que se ayuda a evitar la retención de líquidos y se baja de peso más rápidamente. Está basada en el consumo de una sopa diurética quemadora de grasas, que podemos preparar el primer día y guardarla en la heladera en un recipiente de vidrio, del cual iremos calentando las porciones individuales que vayamos a consumir.

Esta sopa puede tomarse fría o caliente, aunque caliente es mejor porque da mayor sensación de saciedad. Sus beneficios se deben a que es un preparado metabólico energético, rico en sales vegetales y oligoelementos y contiene moduladores positivos como el potasio y el magnesio que aumentan la energía libre, quemando grasas y activando el metabolismo.

Genera en el cuerpo sensación de bienestar porque

- es desintoxicante,

- levanta el ánimo por elevar el sistema metabólico,

- tiene un escaso aporte calórico.

Otra de las ventajas de esta sopa es que la podemos tener a mano y tomar cada vez que tengamos hambre, con el cuidado de consumir todos sus vegetales y no sólo beber el caldo.

## > La receta de la sopa

### INGREDIENTES

- 6 tomates grandes pelados y cortados en cubos.
- 1 planta de apio.
- 6 cebollas grandes.
- 2 ajíes verdes.
- 1 repollo o coliflor.
- Sal, pimienta, especias a gusto.
- Opcional: un cubito de caldo de pollo concentrado.
- 10 litros de agua.

### PROCEDIMIENTO

- Se cortan los vegetales en cubos pequeños, de tamaño similar y cuidando de no machacarlos.
- Se colocan en una olla con capacidad para 10 litros de agua, al fuego, hasta romper el hervor.
- Luego de 10 minutos de hervor intenso, se baja el fuego y se sigue cocinando a fuego mínimo hasta que todos los ingredientes estén listos.

## > La dieta de la sopa que quema grasas, día por día

### LUNES

• Este primer día se debe tomar sólo la sopa y las verduras frescas (con la única excepción del plátano o banana).
• Las frutas más recomendables para comer este primer día son melón y sandía, que poseen bajas calorías y un alto poder diurético.
• Para beber pueden tomarse infusiones como té y café sin azúcar, agua mineral o jugos de frutas exprimidos o licuados.

### MARTES

• Este segundo día se debe tomar sólo la sopa y las verduras frescas, especialmente las de hojas verdes. Otra opción es consumir las verduras con una ligera cocción al vapor.
• Las verduras pueden cocerse también en el caldo de la sopa, sin el agregado de manteca (mantequilla) ni de ninguna clase de aceites.
• Evitar: maíz, guisantes o porotos.
• En la cena puede incorporarse una papa grande al horno, condimentada con un hilito de aceite de oliva.
• Este segundo día no debe consumirse fruta.
• Tratar de beber mucho líquido.

## MIÉRCOLES

• Este día se combina lo de los dos días anteriores: sopa, fruta y verdura (excepto banana o plátano) y la papa al horno durante la cena.
• Tratar de beber mucho líquido.

(Es probable que para esta fecha ya hayamos perdido dos o incluso tres kilos, los que se habrán adelgazado por eliminación de líquidos.)

## JUEVES

• Este día se consume sólo la sopa, en leche descremada y las bananas (o plátanos).
• Se deben comer por lo menos 3 bananas a lo largo del día y hasta 6 en total.
• Se puede tomar toda la leche descremada que se desee.

## VIERNES

• Este día se debe tomar sopa y también comer entre 125 y 150 gramos de carne vacuna.
• Si se desea, se puede reemplazar el consumo de la carne de vaca por pollo sin piel y sin grasa o por pescado al horno.
• Deben comerse también 6 tomates pelados.
• Este día deben beberse al menos 8 vasos de agua, para eliminar el ácido úrico de la carne.

• Debe tomarse la sopa al menos una vez en el día.

## SÁBADO

• Este día es de consumo obligatorio de carne vacuna: de dos a tres filetes de carne de ternera magra en total en todo el día.
• Se puede agregar toda la verdura, preferiblemente de hoja ancha, que se necesite.
• Sopa: por lo menos una vez al día, o cada vez que se tenga hambre.

## DOMINGO

• El último día de la dieta se debe comer arroz integral, jugos de frutas naturales (diluidos en agua y sin azúcar) y verduras hasta obtener la saciedad.
• Sopa: por lo menos una vez al día.

**Evitar**

En esta dieta es indispensable evitar:

• El alcohol: es tan importante mantener nuestro organismo alejado del metabolismo del alcohol, que, para empezar esta dieta, deben haber pasado al menos 24 horas desde la última vez que bebimos.

• Las harinas y sus productos derivados, como pan, galletas, etcétera.

• Los dulces de cualquier tipo.

• Las bebidas gaseosas, aunque sean dietéticas. Sólo puede beberse agua, té, café y leche descremada.

• Comer exactamente las comidas permitidas, sin tomarse ninguna licencia. Después de todo, hay que pensar que se trata de sólo 7 días.

# RECETARIO BAJAS CALORÍAS



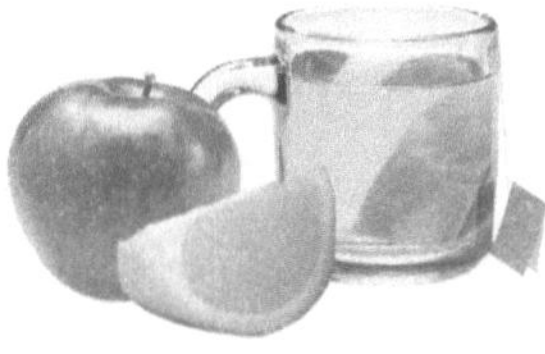

# Parte 5
# Recetario bajas calorías

## > Zucchini al champiñón

### INGREDIENTES

(Cantidad calculada para 6 porciones,
26 calorías por porción)
• 3 zucchinis cortados transversalmente.
• Aceite de oliva.
• 2 champiñones grandes picados.
• 1 morrón colorado picado finito.
• 1 cucharada de vinagre de vino.
• 3 cucharadas de vino blanco.

### PROCEDIMIENTO

• Calentar el horno.

• Remover la pulpa de los zucchinis con una cucharita, picarla y apartarla.
• Esparcir una cucharadita de aceite de oliva sobre los zucchinis y hornearlos durante 10 minutos en el horno precalentado.
• Cocinar separadamente, en una sartén a fuego fuerte: los champiñones, el morrón (o pimiento), la pulpa de los zucchinis y el vinagre.
• Agregar el vino blanco y cocinar hasta que todo el líquido se absorba.
• Rellenar los zucchinis con esta pasta cremosa.
• Se le da un golpe de horno hasta que se doren.

TIPS

Este plato es excelente para una dieta baja en calorías porque 1/2 taza de zucchinis crudos tiene: 8 gr de proteína, 1.9 gr de carbohidratos, 8 gr de fibra y sólo 9 calorías.


## > Porridge (crema de avena dulce)

La avena tiene mucha fibra y pocas calorías. Dejará satisfecho a quien la ingiera como si se hubiera comido toda una comida. Nada de grasa y un montón de nutrientes, la avena es económica y fácil de preparar.
Se calculan, por porción, 145 calorías, 6 gr de proteína, sólo 2.4 gr de grasa y es un alimento con alto contenido en fibras.

## INGREDIENTES

• 2 tazas de leche descremada.
• Avena molida fina, cantidad necesaria (según el punto que busquemos).
• 3 sobres de edulcorante.

## PROCEDIMIENTO

• Poner las dos tazas de leche descremada en un recipiente al fuego.
• Cuando rompe el hervor, añadir la avena en forma de fina lluvia, como si se estuviera preparando polenta de cocción rápida.
• Revolver mientras se cocina durante unos 3 minutos con cuchara de madera, hasta que se espese y se ponga cremosa.
• Añadir el edulcorante y ya está preparada.

## TIPS

Si la dieta que se está siguiendo no es tan estricta en términos calóricos, se puede añadir una cucharada de crema y, en vez de edulcorante, un poquito de azúcar. Un manjar.

## > Sopa de vegetales

Esta es una manera de consumir vegetales, lo que siempre es sano, rico en antioxidantes y dietético aún en pleno invierno.
Se calcula que cada porción (un plato sopero) lleva unas 120 calorías y todas las vitaminas y antioxidantes del espectro.

### INGREDIENTES

- 1 rodaja de calabaza.
- Algunas hojas de espinaca.
- 1 zapallito.
- 1 tomate.
- 1 batata.
- 1 papa.
- 2 ó 3 tallos de apio.
- Algunas hojas de acelga.

### PROCEDIMIENTO

- Con la procesadora, o con el colador de vegetales, preparar un puré con todos los vegetales hervidos.
- Agregar un poco del caldo que se ha formado con el agua de la cocción para alivianarlo (se puede, para darle un toque más exótico, añadir jugo de manzanas sin endulzar, preferentemente de manzanas verdes).
- Condimentar con canela y nuez moscada.

## > Pizza de papas

No hay que temer cocinar moderadamente con papas. Una papa mediana, cruda y pelada tiene 88 calorías, 2.3 gr de proteína, y 1.8 gr de fibra. Mientras las papas estén preparadas de manera sana, resultan un alimento altamente satisfactor y su nivel de calorías es relativamente bajo.
Se calculan con esta receta 65 calorías por porción.

INGREDIENTES

- 6 papas grandes.
- 1 cucharada de aceite de oliva.
- 2 pimientos verdes cortados en cubitos.
- 1 cebolla grande cortada en cubitos.
- 1 ají picante.
- 1/4 cucharita de sal.
- 1/4 cucharita de pimienta.
- 1 taza de salsa de tomate (se la hace cubeteando dos tomates grandes maduros y colocándolos al fuego, condimentando con un poquito de sal).
- 2 cucharadas de aceto balsámico.
- Un poco de mozzarella rallada.

PROCEDIMIENTO

- Calentar el horno.
- Colocar sobre una placa, las papas enteras y ponerlas en el horno hasta que estén tiernas.

• En una sartén calentar el aceite y saltear los pimientos verdes, la cebolla, el ají picante. Todo a fuego fuerte y bien rápido.
• Condimentar la mezcla con sal y pimienta.
• Cuando las verduras estén tiernas añadir las salsa de tomate y el aceto balsámico o el vinagre.
• Cortar las papas transversalmente y sacarles la pulpa, dejando la cáscara. Otra vez, cortar transversalmente.
• Colocarlas sobre una asadera para horno y cubrirlas con la salsa de tomate.
• Espolvorear el queso rallado por encima.
• Hornear hasta que el queso se haya derretido y las papas estén crocantes.

Con este plato se calculan 65 calorías por porción. Esta receta prevé 24 porciones.


## > Sopa espesa de tomates

Como ya se vio, el tomate es sano y dietético. Media taza de tomates cocinados tiene sólo 32 calorías. Una rodaja de pan no más de 85 calorías.
Esta receta prevé 8 porciones, conteniendo entre 150 y 180 calorías por porción.

INGREDIENTES

• 800 gr de tomate frescos maduros.

- 150 gr de pan tipo casero (el redondo).
- 3 dientes de ajo.
- 5 hojas de albahaca.
- 1 pizca de pimentón picante.
- 1 vaso de aceite de oliva.
- 1 y 1/2 litros de caldo.

## PROCEDIMIENTO

- Colocar el aceite de oliva en una cacerola con el ajo y el ají picante.
- Agregar las rodajas de pan de campo, colocándolas de manera plana, para que se vayan dorando.
- Cuando están bien doradas, agregar el tomate fresco y la albahaca cortadas, sal y pimienta. Cocinar a fuego lento durante cinco minutos.
- Cubrir todo con el caldo y cocinar durante tres minutos más. Se va a poner espeso.
- Se sirve añadiendo sobre la superficie de cada plato o tazón un hilo delgado de aceite de oliva de primera prensada, para realzar el sabor, pero con mucho cuidado de no excederse con el aceite, que sí es altamente calórico (lo ideal es menos de media cucharada).

## TIPS

Esta sopa es mejor prepararla el día anterior a ser consumida, para que sus sabores mediterráneos se concentren.

## > Exquisitez de champiñón

El champiñón es un hongo de fácil acceso, sutil sabor, un alto poder nutritivo y sólo 18 calorías. Sobradas razones para incorporarlos en el recetario.

### INGREDIENTES

- 1 cebolla roja mediana, picada.
- 1 cucharada de salvia fresca picada.
- 1 cucharita de mostaza.
- 12 champiñones grandes.
- 2 cucharadas de jugo de limón.
- 2 cucharadas de yogur descremado sin sabor.
- Sal y pimienta.

### PROCEDIMIENTO

- Se retira el cabito de los hongos, cuidando de que los sombreritos queden enteros.
- Poner en un recipiente agua, con una cucharadita de jugo de limón (evitar que los hongos se oscurezcan) y cocinar los champiñones hasta que estén tiernos.
- Retirarlos e introducirlos de inmediato en agua helada, para impedir que sigan cocinándose.
- Escurrirlos y secarlos bien.
- En una sartén aparte combinar la cebolla roja, la salvia, el yogur, la mostaza, y la otra cucharada de jugo de limón, y los cabitos picados, rehogar hasta que esté tierno.
- Rellenar los sombreritos con esta pasta.

• Dar un golpe de horno (si se quiere, se pueden poner hebras de queso sobre la superficie para que gratinen).

Este plato rinde 4 porciones, aportando 41 calorías por porción.

# OTRAS AYUDAS AL 6
# ADELGAZAMIENTO

CAPÍTULO

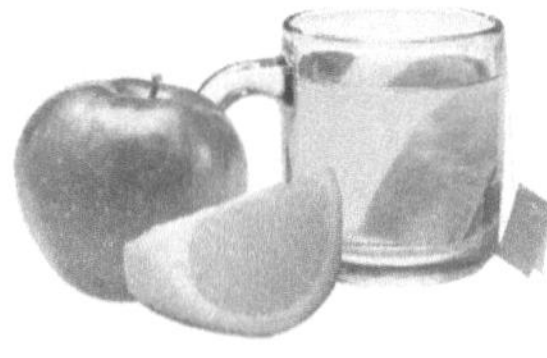

## Parte 6
# Otras ayudas al adelgazamiento

### > Una técnica oriental para la reducción de peso

El Chi Kung es una milenaria técnica que supone el control de la energía a través de la respiración.

Puede aplicarse como técnica para adelgazar, porque precisamente opera cambios sobre el metabolismo.

Esta técnica considera que el universo es energía pura, actuando en distintos niveles de densidad. Todo en nuestro cuerpo es energía en movimiento. Redistribuir y encauzar esa energía puede producir efectos sorprendentes.

El Chi Kung busca entonces armonizar los distintos planos energéticos y de ese modo obtener salud y armonía psicofísica.

La sabiduría hindú llama a la energía "Prana", y los orientales Chi o Ki.

Nosotros, los occidentales, hablamos de energía o bioenergía (energía en seres vivos). Chi Kung significa, literalmente, "control de la energía".

Según esto, trabajar los diferentes centros energéticos por medio de la respiración produce, de acuerdo con el tipo de ejercicio, efectos distintos.

Por esto, por trabajar con, de alguna manera, la materia prima universal, el Chi Kung puede tanto corregir un defecto postural como disminuir la depresión, reducir el peso corporal, e influir de muchas otras formas en nuestra unidad cuerpo-mente-espíritu.

Si se hacen los ejercicios que describiremos a continuación se podrá adelgazar en forma rápida, sin sufrimientos y conservando intacta la salud. Los cultores de esta disciplina aseguran que las fuerzas física y psíquica se verán aumentadas gracias al armónico flujo de energía que recorrerá el cuerpo.

Por otra parte estas técnicas, por ser de tipo energético, pueden generar cambios insospechados no sólo en su cuerpo sino en su mente, liberando potencialmente zonas que se hallaban bloqueadas.

Las técnicas que nos permiten adelgazar basadas en la respiración están fundamentadas en la idea de que aumentamos de peso como resultado de una falta de armonía energética. Esa desarmonización actúa directamente sobre el

cuerpo, sobre la mente y, finalmente, sobre los hábitos.
Para superar este desequilibrio energético del cuerpo es ideal emplear la respiración adecuadamente. Por otra parte, sin ser un plan de gimnasia, los ejercicios respiratorios producen un trabajo abdominal intenso, que permite "quemar" sin esfuerzo grasas localizadas.

La regulación energética que se produce con la práctica del Chi Kung opera sobre el metabolismo y lo corrige, de manera que asegura una corrección y una armonización estables, un equilibrio que garantiza que no volveremos a recuperar peso.

**Advertencia:** este programa requiere autodisciplina. Se basa en la práctica de:

• Ejercicios psicofísicos.
• Una dieta apropiada.
• Hábitos sanos (no consumo de alcohol ni estimulantes, una caminata diaria, paz mental).


## > La respiración energética china

El fundamento de esta práctica respiratoria consiste en la regulación interior de las dos modalidades básicas de la existencia, que los chinos denominan "Yin" y "Yang". Esto es: controlar conscientemente las dos fases de la respiración:

• La inspiración (yin) y
• La exhalación (yang)

La clave de los ejercicios está en la lentitud durante ambas fases y en la atención puesta en los detalles que a continuación se indican:

• Los ejercicios deben hacerse con los ojos cerrados. Si por descuido, o por alguna causa externa, los abrimos, debemos volver a cerrarlos, recomenzando la práctica y recuperando la concentración.

• Cuando hacemos la respiración abdominal debemos hacerlo con suavidad, contando cada ciclo respiratorio.

• Debemos realizar la práctica respiratoria tal como se explica y con la frecuencia que se indica.

• Deben, en lo posible, ser realizados en un ambiente silencioso y tranquilo. Podemos poner música serena para ayudar en la relajación.

## > Ejercicio N° 1
## Para evitar la sensación de hambre

El objetivo de este ejercicio es atenuar o reducir la sensación de hambre, que está más basada en la ansiedad desequilibrada que en una necesidad biológica genuina.

• **Postura:** acostados, recostados o de pie.

• **Secuencia respiratoria:** inspirar profundamente por la nariz, retener 3 segundos y exhalar por la boca.

• **Movimiento abdominal:** contraer el abdomen al inspirar y relajar al exhalar.

• **Ritmo respiratorio:** 20 respiraciones completas 4 veces por día o todas las veces que sentimos ansiedad y hambre.

## > Ejercicio N° 2
## Para estimular el organismo

El objetivo de este ejercicio es estimular y armonizar el metabolismo y, de esta manera, perder las grasas que tenemos almacenadas de más.

• **Postura:** sentados, en cualquiera de estas variantes:

- Con las rodillas flexionadas a 90° y los codos apoyados sobre ellas. La frente se apoya en los puños (en las mujeres la mano izquierda envuelve la derecha. Y en los hombres la derecha envuelve a la izquierda).

- Sentados rectos, con las rodillas a 90° y las manos relajadas sobre los muslos.

• **Secuencia respiratoria:** inspirar por la nariz (en dos etapas, una sola inspiración dividida en dos), retener tres segundos y exhalar por la boca (en una sola etapa)

• **Movimientos abdominales:** sacamos el vientre al inspirar y lo hundimos al exhalar.

• **Ritmo respiratorio:** 50 respiraciones completas, 3 veces por día.

## > Ejercicio N° 3
## Para la relajación

Este ejercicio respiratorio nos ayuda a relajarnos por la noche.

• **Postura:** acostados boca arriba, con los brazos flojos a los lados del cuerpo. La lengua debe tocar relajadamente los dientes superiores o el paladar.

• **Secuencia respiratoria:** inspirar por la nariz suavemente. Retener 3 segundos; exhalar por la nariz suavemente.

• **Movimiento abdominal:** no hay ninguno en especial.

• **Ritmo respiratorio:** 30 respiraciones completas al ir a dormir.

## > Ejercicio N° 4
## Para hacerlo al finalizar cada uno
## de los ejercicios anteriores

Este ejercicio ayuda a despejar nuestra mente, a armonizarnos y a bajar nuestros niveles de ansiedad.

• **Postura:** sentados, parados o acostados.

• **Secuencia respiratoria:** normal.

• **Movimiento abdominal:** normal.

• **Ritmo respiratorio:** normal.

• **Desarrollo del ejercicio:** con este ejercicio tenemos que frotar las palmas de nuestras manos entre sí hasta que generamos calor. Entonces, comenzamos a pasarlas sobre nuestro rostro, acercándolas al nacimiento del cabello, haciendo los mismos movimientos como si nos laváramos la cara. Posteriormente hacemos un masaje muy suave en la cara desde el entrecejo hacia el pelo y el resto de la cabeza.

Este masaje se hace varias veces seguidas (7 veces) al final de cada uno de los ejercicios anteriores.
Esta técnica tiene en cuenta la armonía de nuestra energía con la del resto del universo y nos ayuda a controlar la ansiedad, pero, por supuesto, lo recomendable es que estos ejercicios se vean combinados con dieta y con actividad aeróbica.

## > El poder nutritivo y adelgazante de las algas

Otros aliados que nos pueden ayudar en nuestra búsqueda del peso perfecto pueden venir de las profundidades.
El mar es una fuente inagotable de productos sanos. No sólo por la gran cantidad de pescados y mariscos, además guarda en su interior un tesoro vegetal con grandes propiedades nutritivas, pero que aún no es muy común en nuestras mesas: las algas.
Aunque no resultan habituales en las cocinas de Europa y de los países occidentales, están muy presentes en las gastronomías de países como Japón (donde llegan a suponer el 25% de la dieta) o China, y lugares situados en latitudes tan extremas como Islandia.

Existe un buen número de variedades de algas que proceden del mar, pero también hay otras que se desarrollan tierra adentro, en zonas de agua dulce. Pueden ser minúsculas o alcanzar hasta 50 metros de altura, y tanto unas como otras no se diferencian demasiado de las verduras que comemos habitualmente, ya que también captan la energía luminosa del sol, y generan moléculas orgánicas mediante el proceso de la fotosíntesis; de ahí que crezcan en profundidades donde pueden captar la luz solar. De las miles de especies de algas que habitan el agua de la tierra, sólo unas 50 se consideran comestibles.

Desde el punto de vista nutricional, todas ellas son ricas en sales minerales y oligoelementos. Sus concentraciones de minerales esenciales como calcio, hierro, potasio y yodo son elevadas, y guardan proteínas vegetales de primera calidad y muy completas. La lista de sus vitaminas es larga, aunque destacan sobre todo la provitamina A o betacaroteno, la E y contienen vitamina B12, la cual no está presente en ninguna otra especie vegetal, y es imprescindible para la formación de los tejidos del organismo.

Los betacarotenos y la vitamina E tienen un papel protector frente al envejecimiento de las células y la generación de radicales libres. También son ricas en azúcares complejos y poseen la virtud de absorber una gran cantidad de agua (hasta 20 veces su peso), aspecto que las convierte en un alimento que genera un alto poder de saciedad, por lo que resultan de gran utilidad en los regímenes de adelgazamiento.

Cada grupo de algas tiene unas peculiaridades y cualidades nutricionales específicas. Por su color podemos hablar de variedades pardas, rojas y azules.

Las primeras deben su tono a la presencia de fucoxantinas y se suelen encontrar en aguas frías. Entre ellas destacan algunas tan conocidas como el nori y el wakame, que contienen vitaminas A y C, respectivamente. El wakame es rica en calcio y potasio, y se emplea para depurar el organismo y mejorar la hipertensión. Como también guarda buenas concentraciones de yodo, suele recomendarse para personas con problemas en la tiroides.
Otras especies de esta familia son el arame, la alaria, que habitualmente se emplea para elaborar sopas, y el hiziki.

Entre las algas rojas, una de las más conocidas es el agar-agar o cola de pescado japonesa. Es gelatinosa y muy rica en fibra soluble.

Entre las algas azules se destaca la espirulina. Es microscópica, con gran capacidad para saciar, debido a su contenido en fibra; además posee propiedades remineralizantes.

Otra alga de gran uso en terapias de adelgazamiento es el fucus. Es habitual encontrarla formando parte de la composición de algunos productos para bajar de peso, gracias a su capacidad de saciar y a sus efectos laxantes. Se ha visto que puede ser eficaz contra la celulitis, e incluso se han comprobado sus cualidades a la hora de reducir los niveles de colesterol.

Para su comercialización las algas se encuentran normalmente desecadas, por lo que es necesario rehidratarlas antes de consumirlas. Esto se consigue dejándolas en remojo un tiempo.

Posteriormente se pueden rehogar y preparar recetas mezclándolas con hortalizas y verduras. También se toman en ensalada y combinadas con arroz.